「耳」を鍛えれば
認知症はくいとめられる！

詳細全圖解
鍛鍊聽力就能延緩失智症

20項鍛鍊聽力與大腦的訓練法×5種訓練計畫組合

全面預防及改善健忘、抑鬱型重聽、噪音型重聽、生活習慣型重聽

日本耳鼻喉科、腦神經生理學權威醫師 中川雅文 著

鄭世彬 譯

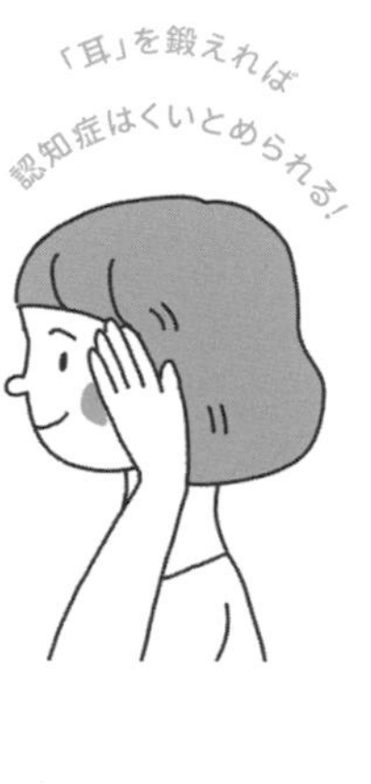

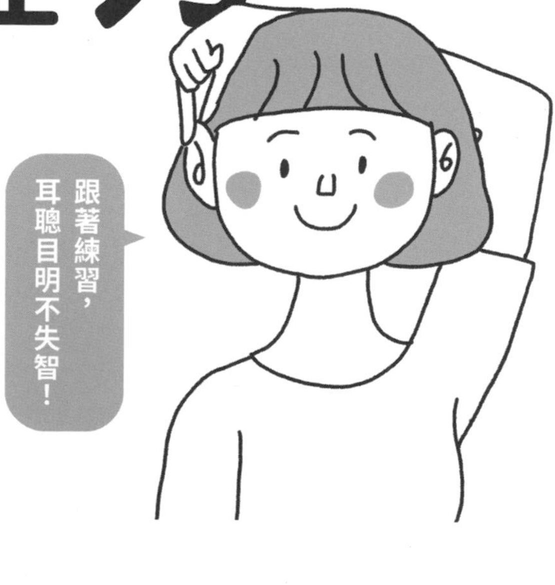

推薦序

鍛鍊耳朵就能延緩失智症

目前任職橫濱總合病院的長田乾醫師和幾位日本醫師，每年冬天在宮古島、夏天在北海道釧路舉辦神經科學研討會，每年總是有許多醫師、學者、研究生出席，我曾經多次受大會邀請發表演說，與同好交流，這樣的場合認識了中川雅文醫師，中川醫師經常在報章媒體發表看法，在日本相當有名氣。

當我收到出版社的邀約立刻就答應寫篇推薦序，除了中川是舊識之外，主要原因有二。

其一，這本書強調聽力重要性。英國醫學雜誌《Lancet》（《刺胳針》）於二〇二〇年公布的研究報告指出，阿茲海默症的成因有60％是先天性或者仍未明瞭，40％則是可能與後天環境有關，這40％的後天環境因素共有12項，依照生活史的先後為早年是否有接受完整的教育；中年是聽障、肥胖、高血壓、飲酒、頭部外傷；晚年則是是吸菸、憂鬱、孤獨、少動、糖尿病、空汙，這代表人們有改善的空間。

因此，要預防失智症可以這麼做，降低糖尿病、治療高血壓、避免頭部外傷、戒菸、減少空氣汙染、減少中年肥胖、保持經常運動、降低憂鬱發生、避免過量飲酒、治療聽損、維持經常社交、與高度學習。值得注意的是，與後天環境有關的40%成因之中，有8%來自聽力受損。聽力障礙，不容輕忽。好好注意這十二項，以期降低神經病理學上的損傷（amyloid[1]或tau蛋白[2]、血管或發炎）及增加與維持認知儲存，希望能達到預防失智的效果，我想這也是深深吸引中川醫師注意的原因。

其二，造成聽力障礙的原因很多，與阿茲海默症及其他失智症的關聯性並不單純，除了乙型類澱粉蛋白[3]或其他變性蛋白可能堆積於聽覺器官之外，改善聽力可以明顯增

---

1 **amyloid**，類澱粉蛋白，是一種不可溶的纖維性蛋白質。在器官中不正常的堆積，會造成類澱粉沉積症（**amyloidosis**）。在許多神經性疾病，如阿茲海默症、帕金森氏症中，都可以觀察到神經系統中出現大量類澱粉蛋白的累積沉澱。

2 **Tau** 蛋白，是一種微管相關蛋白，在中樞神經系統的神經元非常豐富，與微管蛋白（**Tubulin**）相互作用以穩定微管，同時驅動 **Tubulin** 在微管內組裝。當 **Tau** 蛋白有缺陷並不再正常穩定微管時，可導致神經系統病變和失智症，如阿茲海默症。

3 乙型類澱粉蛋白，又稱β類澱粉蛋白，普遍存在於人體器官中，過多的乙型類澱粉蛋白堆積在腦部形成β類澱粉沉積塊（β **-amyloid plaque**），這些斑塊影響了腦部神經細胞的功能，甚至使腦神經細胞因此死亡。

加接收訊息的正確性。同時，聽力障礙不僅影響日常生活，也會增加問診流程的困難，對於以聽語對答為主的認知功能測驗，也常常發生問題。門診中曾經遇見幾個案例，起初以為是認知功能障礙，經過審慎評估並配裝助聽器（多半為高價位）之後，認知功能恢復正常。

引發退化性失智症的摺疊異常蛋白多半受到基因調控，環境因子則會調整發生的時機與進展速度。預防失智的書籍很多，這本書的特點在於有許多圖表，閱讀容易，重點很容易進入讀者的大腦，讓讀者可以身體力行、並成為習慣。

眼前有關失智症的防治已經前推到前驅期，甚至臨床前期，就是一般人說的亞健康（輕度認知障礙）期與健康（臨床前）期，設法延後進入到達失智、喪失自我照顧能力的地步，是全民持續努力的方向。要達到這個目標，中川雅文醫師的這本書，絕對是值得推薦的。

白明奇 教授

／成大老年學研究所所長、成大醫院行為神經科主任及失智症中心主任

序言 如何預防「重聽」這個引發失智症的危險因子

你是否變得愈來愈健忘、愈來愈無法理解身邊的事理，甚至開始出現譫妄、漫無目的地徘徊，或是對任何事物都無法產生反應？

這些與「失智症」相關的現象，其實都和聽力有關。

相信不少人聽到這邊應該會感到驚訝吧？

身為耳鼻喉科醫師，我長期在大學附屬醫院的「耳鳴助聽器門診」為眾多患者進行診察。許多因為「聽不清楚而感到痛苦」的患者，同時也存在著「變得愈來愈健忘」的問題。

「這些問題，都跟失智症沒什麼關係吧？」如果你這麼想，那就大錯特錯了。

其實這些症狀，都可能是引發失智症的漫長助跑期。

根據最新的研究結果顯示，造成失智症的「大腦垃圾」，會從40歲左右開始慢慢地在大腦累積。

然而在此階段，即便是透過診察也無法簡單診斷出失智症。對於這些高風險患者，醫學上我們稱之為「初期失智症」。

值得注意的是，此階段的患者大多有輕度聽力障礙或輕度憂鬱的問題。

「無法聽清楚別人說的話。」

「難以順利溝通，覺得自己被孤立……」

這種因溝通不良而感到不安的狀態在持續幾年之後，真正惡化成失智症的機率就會悄悄上升。

若在此階段透過「重聽護理」的方式協助患者，就可以大幅降低患者罹患失智症的風險，那麼你願意嘗試嗎？

本書將會傳授給大家一些要訣，不只是預防重聽，還會告訴大家如何預防及改善大腦衰退的方法。

在這個長壽的時代，為了讓自己能夠更健康開心，多活幾十年，不妨與我們一起學習如何「從耳朵開始預防失智症」吧！

中川雅文

目錄

3章 藉由聽力訓練來預防失智症

4章 如何保護要使用一輩子的「耳朵」與「大腦」

1 章

失智症是
可以預防的！

每5人就有1人罹患失智症的時代已經來臨

「只有日本」存在失智症患者增加的問題!?

根據日本厚生勞働省的統計數據顯示，在二〇一二年的時候，日本65歲以上的高齡者當中，就有四百六十二萬名失智症患者，也就是每七名高齡者就有一人罹患失智症。專家預測該數據未來會逐年攀升，直到二〇二五年會增加至七百萬人，也就是每五名高齡者就有一人罹患失智症[1]。

1 依據台灣失智症盛行率推估，至二〇一九年底，失智人口已超過二十九萬人口，其中65歲以上老人失智症盛行率為7.78%（約二十八萬人），也就是說65歲以上的老人每十二人即有一位是失智症患者。

從年齡層來看，年紀愈大其比例愈高。65～69歲僅有1.5％，但85歲卻高達27％之多。

當我們年紀愈來愈大時，罹患失智症的危機就會逐步逼近。

另一方面，從世界各國的統計數據來看，卻能找到一絲希望。有報告指出，歐美先進國家相較於十年前，失智症患者的人數有減少的傾向。

看到這邊，我大概知道為何只有日本的失智症患者會不斷增加了。

理由其實很單純。因為日本人的平均壽命，是全球最長壽的。

在二〇一七年，日本男性的平均壽命為81・09歲，女性則是87・26歲。相對於日本總人口而言，65歲以上的人口比例（高齡化率）高達27・3％（二〇一八年）。在高齡者人口比例增加的情況之下，罹患失智症的人數亦會變多[2]。

2 根據台灣內政部二〇二一年公布的「一〇九年簡易生命表」顯示，台灣人民的平均壽命為81・3歲，其中男性78・1歲、女性84・7歲，與全球平均壽命比較，男、女性平均壽命分別高於全球平均水準7.9歲及9.7歲。另，根據行政院主計總處公布數據，二〇二一年一月底65歲以上的人口數為三百八十・四萬人，占總人口16・2％。

當然，長壽是一件值得開心的事情。然而潛藏在這背後的問題，是許多人在人生最後的十幾年當中，都會不幸罹患失智症。究竟有沒有辦法，可以改善這樣的問題呢？

從「歐美諸國失智症患者逐年減少」這個事實當中，似乎可以找到改善問題的關鍵。其中一個原因，就是注重健康問題的人口愈來愈多。因此，愈是積極戒菸，或是預防生活習慣病的人，就愈不容易罹患失智症。

既然如此，只要我們能跟著做也許就能改善。

這裡有一個最大的重點，那就是「聽力」。關於這一點，我之後會詳細說明。現在一開始，我們先來了解失智症是怎樣的疾病吧！

失智症是怎樣的疾病？

比例高達九成的「三大失智症」

對於失智症的定義，日本的厚生勞働省如下所言。

「出生後正常發育的各種精神機能已經慢性減退或消失，造成無法正常維持日常生活與社會生活的狀態。」簡單來說，就是過去能做的事情慢慢變得無法完成，造成日常生活出現障礙的狀態。

其中最顯著的症狀，就是記憶力衰退。

該記憶力衰退最大的特徵，就是即便可回憶許久之前的事情，但對於「昨天吃過的東西」等近期發生的事物卻容易沒有記憶。除此之外，還包括判斷力、執行力、積極性以及機動力衰退等特徵。

許多失智症患者，都會出現生活變得邋遢和變得不喜歡出門等生活態度上的變化，以及易怒或變得不善表達情緒等情感面的變化。

這些徵兆有時候會被視為「憂鬱症」。相對地，有些患者則是懷疑自己罹患失智症，在接受診察之後才赫然發現自己是罹患憂鬱症。

然而，憂鬱症也可能是引發失智症的成因。據傳，憂鬱症患者罹患失智症的風險，為非憂鬱症患者的三・八倍之多[3]。

至於失智症，其實也有許多不同的類型。

最常見的失智症為阿茲海默症。在所有失智症患者當中，大約有六成為阿茲海默症。

其次是比例約占二成的血管性失智症。據說腦梗塞或腦出血等「腦中風」發病五年之後，每三人當中就有一人會罹患失智症。

3　曾罹患憂鬱症者發生阿茲海默症的風險增加，研究顯示其相對風險值約為無憂鬱病史者之二倍。數據參考：https://www.hpa.gov.tw/Pages/Detail.aspx?nodeid=1253&pid=7163。

第三種類型為路易氏體型失智症（Dementia with Lewy bodies, DLB）。當人體內名為路易氏體的蛋白質成塊堆積於大腦神經細胞時，就會引發該類型的失智症。日本約九成的失智症患者，多是以上三種失智症。

各位是否發現，我所提過的「三大失智症」，無論是哪一種都和血管有密切關聯。接下來，我將以最具代表性的失智症為例，也就是透過阿茲海默症的成因，來深入說明血管與失智症的關聯性。

為什麼人類的認知機能會衰退？

「腦的垃圾」會破壞神經細胞！

阿茲海默症最廣為人知的特徵，就是患者的大腦會明顯萎縮。在觀察阿茲海默症患者的大腦之後，會發現其神經細胞（神經元）上會有許多名為「腦內老人斑」的斑塊沉澱。這些斑塊，其實是名為「β類澱粉蛋白」（**beta-amyloid**）和「濤蛋白（**Tau protein**）」的物質。

無論是哪一種物質，對於大腦而言都是垃圾。

當神經元在接收和處理訊息的時候，會引發名為「電化學脈衝」的電化學訊號。這時候，就會產生β類澱粉蛋白和濤蛋白等老廢物質。

在正常的情況之下，這些老廢物質會透過神經與血管間的縫隙排出腦外。這時候，最重要的就是血管機能。當神經元展開活動時，大腦就需要補充養分。此時，血管就會透過脈動，將大量的血液輸送至大腦。

大腦中的垃圾，也能透過脈動向外排出。換言之，就像是腸道的「蠕動運動」有助於順利排便一般。

然而，大腦有時會無法順利排出垃圾，造成這些垃圾堆積於大腦之中。如此一來，這些垃圾附著在神經元，導致神經活動弱化。當這種情況持續惡化，大腦機能就會逐漸衰退，最後引發所謂的失智症。

從這樣的角度來看，不難發現血液的重要性。換句話說，「動脈硬化的症狀愈嚴重」，罹患失智症的風險就會愈高。

我們都知道，水分攝取不足和運動不足都會提升動脈硬化的風險。另一方面，也有研究指出從事美式足球或拳擊等頭部容易受到撞擊的運動員，其大腦較容易堆積垃圾。也就是說，為使「腦部血流」維持良好狀態，最重要的是安全且適當的運動及均衡營養。

失智症當中也包含「預備軍中的預備軍」

近年備受矚目的「臨床前失智症」

在醫療院所施行的失智症相關檢查相當多，透過數值進行判斷的檢查包括簡短智能測驗（ＭＭＳＥ）以及長谷川氏失智症量表。

無論是哪一項評量，滿分都是三十分。以ＭＭＳＥ為例，除「今天的日期」、「家裡的地址」等問題之外，還包括等「100－7等於多少」、「復誦文章」以及「描畫圖形」等極簡單的測驗。

若得分為二十三分以下，代表可能罹患失智症。

得分為二十七分以下，則代表可能為「輕度認知障礙（ＭＣＩ）」。

換言之，所謂MCI就是「失智症預備軍」。這些人雖然能夠像一般人一樣正常生活，卻有著聽過的事情馬上就忘記，或是記不住電視新聞播報過的內容等健忘的問題。

在過去的主流認知當中，只要在MCI階段給予適當治療及應對，就能遏止失智症持續惡化。事實上，部分判定為MCI的人，並沒有失智症的相關症狀。然而，診斷為MCI的人在經過五年之後，「每二人就有一人」，也就是半數的人，其失智症症狀仍會惡化。

看到這邊，你可能會覺得這數字令人憂心。

近年來，「臨床前失智症」可說是備受矚目的關鍵字。所謂臨床前失智症，是比MCI還要更早的「預備軍」階段，在該階段就必須加以預防，才能真正有效應對失智症的問題。

臨床前失智症代表著「診斷前」的失智症。

換言之，處於該階段的人，就算是接受MMSE等測驗也不會發現任何異常。

臨床前失智症唯一的徵兆，也就是「預備軍中的預備軍」，其實是40～60歲才出現的耳朵不適症狀。

預防失智症要從40歲開始！

應對「看不見的異常變化」，並且及早阻斷成因！

輕度認知障礙（MCI）是一種代表大腦已經累積相當程度的垃圾，導致認知機能開始出現變化的狀態。該族群當中，「每二人僅有一人」能恢復至正常狀態，而那個人便是大腦垃圾較少的人。

那麼，被稱為MCI預備軍臨床前失智症的狀況又是如何呢？

臨床前失智症代表著「垃圾正在開始堆積」的狀態。

在此階段中，滯留於大腦的β類澱粉蛋白與濤蛋白並不多，因此並不會對腦神經造成損傷。然而，若是置之不理，大腦的垃圾就會愈積愈多，並使人進入MCI階段，造成失智症問題持續惡化。也就是說，臨床前失智症是通往失智症的「隱形助跑階段」。

各位覺得臨床前失智症這個現象，大約會從幾歲開始出現呢？

答案竟然是，從40歲開始。

相信有人此時心裡正想著：「糟糕！那我得馬上去檢查了。」

由於目前仍處於研究階段，因此並不容易明確診斷出一個人是否處於臨床前失智症狀態。就現階段的醫療體制而言，其實非常不容易察覺一個人是否為臨床前失智症。

正因如此，所有40歲及50歲的民眾，更應該抱持著「我也可能正處於臨床前失智症的狀態」，然後開始著手思考如何預防失智症。

其實方法很簡單，只要執行「預防生活習慣病」就可以了。

透過規律的生活、適度的運動，以及管控糖類與鹽分攝取量的飲食習慣，就能預防高血壓與高血糖問題，藉此解決代謝症候群——相信許多人都已經在執行這樣的健康生活了。

讓血管變得健康，就能有效預防生活習慣病及失智症。

除此之外，傾聽也能增加大腦的血流量。因此維持耳朵健康，也能說是防止大腦堆積垃圾的最佳方式。

「重聽」與「失智症」的重大關聯性

厚生勞働省和醫學雜誌強力推薦的「重聽對策」

在臨床前失智症階段中，最有效的改善方法是維持「聽力」。

近年來，人們突然開始關注聽力與失智症之間的關聯性。

對於急速發展的人口高齡化問題，日本厚生勞働省於二〇一五年提出「認知症施策推進總合戰略（新橙色計畫）」作為因應對策。

在這項政策當中，除了原先的預防生活習慣病與吸菸之外，首度將「重聽」也列為引發失智症的危險因子。

除此之外，國際上也有新的進展。全球知名的醫學權威雜誌《刺胳針》（《The

Lancet》）中的一篇報告亦指出，失智症患者與重聽患者之間有相當密切的關聯性，同時也指出40～60歲之間的民眾若未重視重聽的問題，罹患失智症的風險將會大幅提升。

為何重聽的人容易罹患失智症呢？

很可惜，關於這個問題，至今人們尚未找到解答。我們目前只能確定，「相較於沒有重聽問題的健康人士而言，重聽患者罹患失智症的機率會提升許多。」

然而，若我們將重聽這個現象，也就是聽不見聲音的問題，視為「大腦所受到的刺激會大幅減少」或「溝通行為明顯不足」，那我們就能發現所謂「疑似的原因」。

當人體聽力的輸入能力減弱，那麼大腦處理聲音的部位就會顯得活動力不足。如此一來，當其周圍活動的腦神經排出垃圾時，就容易堆積在該部位。

事實上，大腦與聽力最相關的部位是顳葉。在觀察失智症患者的腦部狀態之後，往往會發現顳葉堆積著大量的垃圾。

各年齡層適用的重聽治療可有效預防失智症

40～60歲可以實踐的超基礎因應對策

引發重聽的原因，並非是「年紀大」。

世界衛生組織（World Health Organization）於二〇一五年將重聽列為可預防疾病，並且明確指出其最為重要的因應對策是「安全地享受聲音（Make Listening Safe）」。沒錯，透過防範噪音的方式便能有效預防重聽。

噪音之所以會造成聽力衰退，主要是因為噪音會對內耳的「毛細胞」（Hair cell）造成損傷。除此之外，若有動脈硬化的問題，使得血液流動不順暢而無法供給充足的養分給毛細胞，會造成受損的毛細胞無法恢復健康。正因如此，預防生活習慣病，讓血管維持年輕健康，便能有效預防重聽。

最重要的一點，就是要從20歲開始保護我們的耳朵不受噪音傷害。例如在搖滾樂演唱會的現場，不到30秒的時間就能造成毛細胞受損。若想安全享受音樂，最聰明的做法便是利用搖滾樂演唱會專用的耳塞來保護自己的耳朵。

在進入40歲之後，慢慢地會有人感到耳朵聽不清楚，但絕大部分的人就算無法完全聽清楚對話內容，仍然能夠勉強與對方溝通。然而，這正是《刺胳針》所警告的「失智症風險」。

若透過確實聽答、復誦的方式，可以順利與人溝通，那就沒有什麼太大的問題，但若是透過這種方式仍覺得聽不清楚，可能就需要考慮配戴助聽器了。

50歲的民眾因應對策基本上相同。若發現自己的聽力比40多歲時還差，或是日常生活中出現「看電視過度仰賴字幕」、「老是聽錯別人說話的內容」以及「經常講諧音的冷笑話」等問題，那就得特別注意了。其實有個習慣很重要，那就是透過聽收音機的方式來訓練自身的聽力。

進入60歲之後，最具效果的訓練方式為「耳眼手」並用。例如「聽收音機時進行聽寫」這種同時活用耳朵與其他感覺的行為，不只能訓練耳朵，還能同時強化大腦機能。

你沒問題嗎？
失智症預備軍自我檢測表

接下來，我將為各位介紹如何掌握自身目前的狀況。

前半部的「記憶篇」和「抑鬱篇」都是與失智症有直接關聯的要素。當你具備的要素愈多，就代表你愈需要加快擬定因應對策的腳步。後半部的「噪音篇」和「生活習慣病篇」，則是用來確認是否有著容易引發重聽的習慣。即便是前半部所具備的要素數量不多，但後半部卻有許多符合自身目前的狀況，那就代表你很可能處於臨床前失智症的狀態之中，因此也需要特別注意，並且努力改善重聽的問題。

然而，儘管符合自身狀況的項目相當多，你也不需要太過於悲觀。因為過度的壓力，對於耳朵或是大腦都有負面影響。

接著，就讓我們在第2章詳細了解「從耳朵預防失智症的因應對策」之原理，並且透過第3章的訓練法和生活習慣調整，一起積極改善自身的健康問題。

確認項目① 記憶篇

- □ 經常說相同的話，或是不斷詢問相同的問題。
- □ 經常忘記關開關，或是忘了鎖門。
- □ 弄丟東西的次數比以前明顯增加。
- □ 在找東西時，總是怪別人把東西弄丟。
- □ 無法想起熟人的名字。
- □ 忘記漢字如何書寫。
- □ 忘記自己接下來要做什麼事情的次數增加。
- □ 覺得閱讀書籍、報紙或說明書等文章很麻煩。
- □ 變得無法控管服藥的時間。
- □ 進行簡單算術也變得耗時。

符合項目 □ 個

確認項目② 抑鬱篇

- □ 容易疲勞，經常感到倦怠。
- □ 過度在意噪音。
- □ 容易意志消沉。
- □ 頭重和肩頸僵硬的問題變嚴重。
- □ 夜間不易入睡，白天醒來的時間過早。
- □ 沒有食慾，不覺得食物美味。
- □ 喉嚨出現異物感。
- □ 對自己的人生感到無趣。
- □ 對工作或家事感到麻煩且無力。
- □ 原本是個認真且熱心於工作的人。

符合項目 □ 個

確認項目③ 噪音篇

- □ 喜歡唱卡拉OK。
- □ 喜歡大聲聽音樂。
- □ 經常參加搖滾樂演唱會。
- □ 對於演奏大音量的樂器感興趣。
- □ 曾經在工廠等噪音多的地方工作過。
- □ 住家附近有機場或工廠。
- □ 使用吹風機的時間超過15分鐘。
- □ 每天使用吸塵器。
- □ 家中的電動磨豆機或果汁機等家電數量超過2個。
- □ 使用洗碗機的同時，在流理台清洗鍋具。

符合項目 □ 個

確認項目④ 生活習慣病篇

- □ 相較於年輕時，體重增加10公斤以上。
- □ 代謝症候群體檢表上有令人在意的數值。
- □ 具備高血糖、高血脂、高血壓其中一項症狀。
- □ 喜歡吃油炸食品。
- □ 喜歡碳水化合物或甜點。
- □ 喜歡重口味的食物。
- □ 沒有運動習慣。
- □ 感到身體沉重，有地方坐就會立即坐下。
- □ 有手扶梯的地方就一定不會爬樓梯。
- □ 有吸菸的習慣。

符合項目 □ 個

《判定結果》

【確認項目①・記憶篇】 3個以上要注意！

若「忘記自己接下來要做什麼事情」的次數不頻繁，就不需要擔心。當「無法想起熟人的名字」或「變得無法控管服藥的時間」的現象明顯，即表示可能有輕度認知障礙。

【確認項目②・抑鬱篇】 4個以上要注意！

無論是哪個項目，只要「過去不曾發生過」，就代表有風險。若是因為工作或家事讓自己感到疲累，應適度休息。若符合自身狀況的項目超過一半，則建議前往醫療機構接受診察。

【確認項目③・噪音篇】 1個以上要注意！

若符合項目超過3個，就代表是噪音性重聽的預備軍，而超過4個就代表可能已經有初期重聽的問題。務必提醒自己，降低日常生活中所有事物的音量。

【確認項目④・生活習慣病篇】 3個以上要注意！

代謝症候群、偏食以及運動不足，都是引發生活習慣病的風險因子。這些問題不僅會使耳朵無法充分獲得營養，進而容易導致重聽的發生，還可能會使「大腦堆積垃圾」而引發失智症。

專欄①

「對腦有益的營養保健品」都沒有效果!?

青背魚類富含的DHA及EPA都是廣為人知的「失智症預防成分」。因此，攝取相關營養保健品的民眾也不少。

然而，近年來有研究指出「別太期待這些營養保健品的效果」。

最主要的原因，是這兩種成分相當容易氧化，甚至可能在工廠的製造過程當中就已經氧化。如此一來，不管攝取再多也毫無意義。

部分相關產品會添加維生素E等抑制氧化的成分，但只要一打開密封的包裝，DHA和EPA仍然會慢慢地氧化，連帶著維生素E也會逐漸消耗殆盡。

在選擇DHA和EPA的營養保健品時，建議選擇以不透光容器密封包裝的商品。

其實更好的選擇，就是攝取新鮮的「青背魚類」。不僅是食材新鮮，就連價格也相對低廉。因此建議各位多攝取新鮮的魚類，幫助大腦清晰有活力。

2 章

耳朵的聽力與認知機能

重聽與失智症相關的「三個論點」

一旦重聽，「罹患失智症的機率」會提升八倍！

在本章裡，將深入探討認知機能和聽力之間的關聯性，藉此導出「有益於耳朵與大腦」的事物。

如同上一章內容所述，聽力和認知機能之間存在著相當密切的關聯性。相對於沒有重聽問題的健康人士而言，重聽患者罹患失智症的機率竟然多出七至八倍。

雖然還不清楚其背後真正的原因，但目前有「三個論點」是公認較有說服力的原因。

論點① 動脈硬化論

這個論點認為聽力衰退與失智症並無因果關係，而是認為「血液流動不順暢」所導致的健康問題。若該論點正確，只要做適度運動及改善飲食習慣就能同時獲得解決。

論點② 聽力效應論

與論點①完全相反，此派論點認為聽力衰退與失智症有因果關係。簡單地說，就是聽不見→努力讓自己聽清楚→過度專注反而對大腦造成負荷，進而使得整體的活動力衰退。

論點③ 誤解論

該論點認為同時有重聽與失智症問題的人，很可能原本就是失智症患者。最主要的原因，是因為長谷川氏失智症量表或MMSE等失智症相關測驗，都是醫師透過對話形式進行的關係。接受測驗的人，很可能是因為聽不見醫師的聲音而無法正確回答，進而被誤解為答錯問題。

無論論點是否有正確答案，或是還有其他的原因，都有待今後的研究加以印證。不過我認為，聽力衰退絕不可能不對大腦造成任何不良影響。以下就讓我們從各種角度，深入探討失智症的罹患風險與解決方式。

聽得見且清楚是最重要的事！

讓人聽見聲音的「毛細胞」功能

我們所聽見的「聲音」，其實是來自於空氣的震動反應。耳朵在收集空氣的震動力之後，鼓膜便會隨之震動。這些震動，便會產生所謂的聲音。

在鼓膜後方，有三塊小骨頭所組成的「聽小骨」。其中，體積最小的「鐙骨」會有效率地將震動傳遞至內耳的「耳蝸」。

如同其名，耳蝸是外觀宛如蝸牛般的器官，其內部充滿著淋巴液，而且內壁密密麻麻布滿著長滿毛的細胞，而該細胞就稱為「毛細胞」。

當耳蝸內淋巴液因震動而搖動時，毛細胞亦會隨之擺動。毛細胞的擺動速度極為快

耳朵的構造

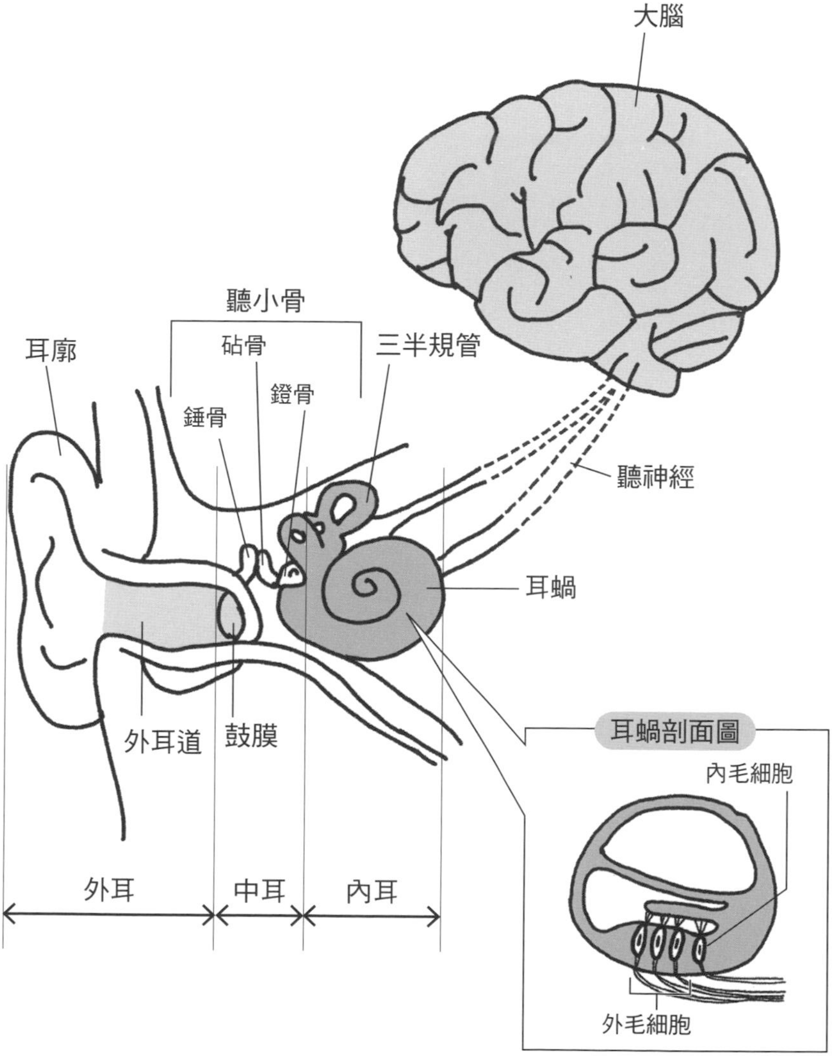
大腦
聽小骨
耳廓
砧骨
三半規管
鐙骨
錘骨
聽神經
耳蝸
外耳道
鼓膜
耳蝸剖面圖
內毛細胞
外毛細胞
外耳
中耳
內耳

速——每秒最快能達到2萬次的超高速擺動。毛細胞的擺動動作會轉換為電訊號傳遞至大腦，而人體的大腦便會將震動辨識成「聲音」。

毛細胞在高速擺動時，需要耗費相當龐大的能量。若是氧氣不足或是動脈硬化等問題造成血液流動不順暢，導致養分無法傳送到內耳時，毛細胞的活動便會快速弱化。

在適當的聲音影響下，稍微受損的毛細胞能進行自行修復，但在聲音大的環境當中，狀況就會開始出現變化。事實上，耳朵受損程度取決於「聲音大小×聆聽的時間長短」。

搭電車通勤並且使用耳機（九十分貝）聽音樂或學習外語時，若音量為控制在適當範圍內，即便一天只聽一小時，過了五年之後，仍會深受重聽或耳鳴所擾。

雖說如此，「完全不使用」也是大問題。當毛細胞以為「自己沒有用處」時，便會進入休眠狀態，持續置之不理一段時間之後，甚至會開始自我凋零。

保護聽力的基本守則，就是不能過度使用，也不能完全置之不理。若音量低於60分貝（一般對話的音量），其實聽再久都不會有問題。

一旦聽力衰退，情感也會變得難以理解!?

聽不懂玩笑話，可能是初期重聽所致？

接下來，讓我們把重點鎖定在接受震動的部位，也就是大腦內部。如同上一章內容所述，顳葉是大腦中掌管聽覺的主要據點。從側面觀察人類大腦，可發現聽覺區、視覺區以及感受觸覺等體感區會呈現三角形分布，其正中央則是名為「緣上回」（Supramarginal gyrus）的部位。該部位之所以會稱為「緣上回」，是因為該範圍是三個區域「邊緣」相接的關係。此部位所掌管的機能，包括辨識節奏與抑揚頓挫的能力。

一旦聽力衰退，據說最早變得難以辨識的就是節奏與抑揚頓挫。換句話說，就是會

大腦的構造

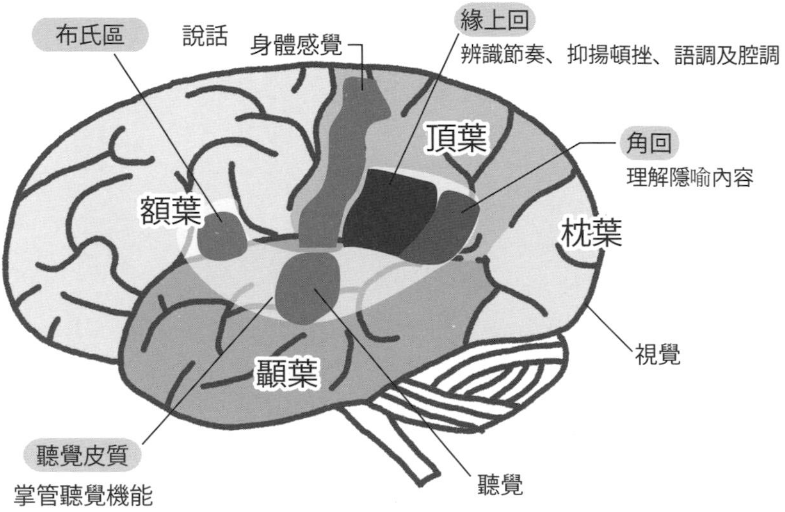

變得難以理解包含於聲音當中的「情感」，這也是隱性重聽的徵兆。

舉例來說，即便是相同的一句話，其含意可能會因為語調不同而變得不一樣。

當人們無法辨識抑揚頓挫時，即使聽得見聲音，也可能會誤解對方所說的話，甚至是無法理解對方所說的內容。

對於他人無心的玩笑話或是客套話，有些患者會誤以為受到稱讚而開心不已。這種無法判斷周遭氛圍，有點牛頭不對馬嘴的溝通現象，可說是初期重聽的特徵。

一旦重聽，就會無法記住新的事物

重聽與失智症症狀中的逆行性失憶症相似

初期重聽患者，通常會有單純會錯意，以及不斷詢問別人剛剛說話的內容等問題。其中，「T、S、P、K、H」等子音開頭的字，會難以清楚辨識。這些子音都屬於高頻率發音。當毛細胞受損時，通常都會從這些發音開始變得難以辨識。例如患者經常會把「醃芥菜」（Takana）聽成「魚」（Sakana），或是將「拍手」（Hakushu）聽成「握手」（Akushu），因此要求對方重說一次的情況變多。

當情況變嚴重時，「平時少用的詞彙」甚至會變得完全無法辨識。如果是常用的詞彙，即便是沒辦法聽清楚，還是能從對話當中進行推測，但若是第一次接觸的詞彙，就會變得難以記住。不僅如此，回憶詞彙的能力也會隨之衰退，有不少患者經常會忘記昨天才剛聽過的新詞彙。

當毛細胞受損時，不只是耳朵所接收的訊息難以傳遞至大腦，甚至還會使人變得難以記憶這些訊息。

在此請各位回憶我先前所說過的一段話，那就是罹患失智症之後，「即便是過去的事記得一清二楚，但最近發生的事老是會忘記」。

失智症患者明明記得小時候的回憶，但卻無法想起昨晚餐桌上的食物。嚴重一點的話，甚至會連「剛剛吃過的午餐內容」也忘得一乾二淨。

這種狀況就稱為「逆行性失憶」。當裝載記憶的容器變小，就會引發這種逆行性失憶。簡單地說，就是變小的腦容量裝滿了過去的記憶，因此近期接收的訊息會一下子就溢出大腦。

相同的狀況，也會出現在重聽患者身上。

聽力機能衰退＝聽力的容器變小，造成患者無法接收熟悉事物之外的訊息。這樣的現象，或許也能用來印證失智症與重聽之間的關聯性。

耳朵最大的功能是「忽略」！

正常的耳朵能強力對抗「吵鬧的聲音」

聽力、聽覺，不只是指「感受聲音」，其實還包括「掌握」、「理解」有聲語言等能力在內。因此，其本質是一種「忽略的能力」。

耳朵最重要的能力並不是「聽」。耳朵用於聽的時間約占七至八成，其他時間則是用於忽略各種聲音。

舉例來說，想像自己在餐廳與朋友聊天的場合。餐廳內播放著音樂、隔壁桌客人聊天的聲音、從廚房傳來的餐具碰撞聲，即使周圍存在著各種聲音，耳朵還是能夠讓你順暢地與朋友聊天。至於其他聲音，即便聽得見，也都被耳朵所忽略了。

這時候，若是突然出現「嘰！」這樣的怪聲，現場狀況就會出現變化。相信你一定會立即把頭轉到發出聲音的方向。

然而，當你知道那個聲音是「廚房門的開關聲」之後，你就會變得不在意，並且開始忽略那個聲音。當我們知道聲音的來源，並且知道該聲音不重要之後，我們就能再次回到「忽略」的模式當中。

在這個例子，最為活躍的能力是視覺。當我們轉向看著發出聲音的方向時，視覺就會幫助我們掌握聲音的來源。

像這種聽覺連動視覺，瞬間判斷「要加以關注或不需要在意」的能力，即便我們身處於吵鬧的環境之中，也可以只篩選出我們需要的訊息。

有一點很重要，那就是聽力衰退會使我們接收的訊息變少，進而造成大腦「忽略的能力」隨之衰退。

一旦忽略的能力弱化，不起眼的噪音也會使人倍感壓力。也就是說，大腦會不斷地敦促我們聽清楚周圍的聲音，使人處於對聲音過度敏感的狀態。當你覺得「不重要的聲音反而聽得清楚」時，就代表你很可能有初期重聽的問題。

大腦線路錯亂會引發耳鳴

令人不舒服的聲音會引發「疼痛感」和「更年期」!?

不只是對聲音敏感，許多初期重聽患者也會併發耳鳴問題。

耳鳴是一種大腦線路錯亂所引發的問題。

大腦當中的「視丘」，堪稱是大腦的中繼站。包含聽覺在內，來自於五官的訊息都會先進入視丘，接著再透過各自隸屬的線路與管道進行處理。

當聽力衰退導致訊息處理能力變差時，有時候「非聲音的訊號」會被誤以為是聲音而被傳送至大腦。

例如牙痛、腰痛或膝蓋疼痛等強烈的疼痛感，很容易以耳鳴的型態反映。疼痛隸屬於感受觸覺或器官活動的「體感」，但由於傳遞體感的腦神經路徑與聽覺相當接近，因此特別容易發生線路混亂的問題。

據研究顯示，該現象特別容易發生在更年期女性。

在接近停經期時，原本從卵巢規律產生的女性賀爾蒙便會開始減少。如此一來，大腦名為下視丘的部位就會發生異常變化，並且發出「快點產生賀爾蒙！」的指令。

若身體沒有任何反應，下視丘就不只是針對卵巢，甚至會開始對雙手等部位傳送指令。

同時，身體也會提高靈敏度，藉以接收訊號反饋，因此會開始對全身進行詳細搜尋。此時，不只是疼痛或麻痺感，對於正常的心跳聲也會過度反應，造成不少人因此而深受耳鳴所苦，或是對聲音過度敏感。

整個更年期大約會持續五至十年。這段時間，女性會處於焦躁不安，甚至是對許多事物過度敏感而感到思緒紊亂。直到下視丘發現「不管怎麼等待，發出的訊號都沒有反饋」而放棄之後，一切才會有所好轉。那麼，我們究竟該怎麼做，才能避免大腦線路錯亂所引起的耳鳴以及對聲音過度敏感的問題呢？

「消除壓力」是初期重聽的特效藥

活用前額葉皮質，忽略惱人的雜音吧！

對聲音過度敏感和耳鳴的問題，無論是否與更年期有關，在經過幾年之後就會緩和許多。不過，對聲音敏感及耳鳴等症狀消失，不見得是一件好事。因為這很可能不只是「忽略的能力」所致，而是「聽聲音的能力」也連帶衰退所引起。其背後代表的意義，就是重聽可能已經惡化了。

在對聲音過度敏感的時期，我建議各位可以利用耳塞來阻斷雜音，以避免自己老是感到心煩氣躁。

說到耳塞，很多人都以為「只能完全阻斷聲音」，事實不然。其實有些耳塞能夠將音量調節得剛剛好，甚至有些耳塞還能阻斷特定波長的聲音。對聲音過度敏感的人而言，需要的不是完全阻斷聲音，而是適當調節音量。只要使用能夠阻斷大音量的耳塞來降低耳朵所聽到的音量，我們就能順利進行對話。

對於極輕度重聽患者而言，不如使用耳塞來替代助聽器，這樣反而能有效阻斷雜音，藉此改善因為聽不清楚而出現的焦躁情緒及壓力。

這種忽略聲音的能力，存在於大腦當中名為「前額葉皮質」的部位。這個位於額頭一帶的部位，主要能力為「作業記憶」。簡單地說，就是能夠維持與處理來自於對話和算數等短期記憶的訊息。

在壓力影響下，這個作業記憶的機能會開始衰退。最主要的原因，是煩惱或疲勞感等情緒垃圾，占滿作業記憶本身的容量。

因此，在感到身心疲勞時，最重要的是充分睡眠。若是覺得心煩氣躁，建議可以透過活動身體的方式來發洩情緒。如果你感到孤單，不妨和家人或朋友聊聊天，這樣會讓你感覺輕鬆許多。

減輕壓力不只能讓你找回忽略雜音的能力，還能舒緩耳鳴及對聲音過度敏感的問題。

溝通的行為可以守護耳朵與大腦

生活於「大家庭」的高齡者比較不容易罹患失智症!?

為了維持聽力與認知能力，心理狀態的穩定程度可說是相當重要的關鍵之一。其中，最重要的是溝通量。

有一份統計數據指出，生活於大家庭的高齡者相對地比較不易罹患失智症。許多健康的高齡者，都生活在家屬眾多，長幼有序的家庭之中，而且大部分的「經濟大權」都掌握在高齡者手上。對於這樣的家庭而言，在做任何決定時，都必須詢問爺爺或奶奶的意見。即便有些聽不清楚的問題，家人也會提高音量和爺爺或奶奶說話。

即使有重聽問題，只要周圍的人多用點心，幫助患者維持一定的溝通量，就可以有效延緩失智症的惡化速度。不孤立而且有人陪伴溝通的生活，可以對耳朵毛細胞產生適當刺激，藉此活化大腦的聽覺皮層。

還記得我說過毛細胞「不能過度使用，也不能置之不理」嗎？一旦減少溝通，使得毛細胞所受刺激變少，耳朵及大腦都將會喪失相對應的能力。

若從這樣的角度來思考，就不難理解小家庭或獨居老人較多的地區，為何罹患重聽的高齡者比例相對較高了。

上述的重聽高齡者，往往都經歷了下列的過程：

①噪音或動脈硬化造成毛細胞受損，進而處於初期重聽的狀態。

②因為聽不清楚而覺得聊天很無趣，進而導致溝通量減少。

③毛細胞的活動完全停擺，對於腦部產生的刺激也減少。

處於這個「重聽惡化過程」的患者，其罹患憂鬱症的可能性也大幅提升。

初期重聽患者無法判斷他人言語所表達的情緒與情感，一旦患者因為經常會錯意而無法正常與人溝通時，就會產生強烈的孤立感而不願再與人接觸。

如此一來，患者就會被捲入憂鬱症與失智症所帶來的雙重負面影響。

「大腦的垃圾」會堆積在聽覺皮質!?

退伍軍人的「重聽」及「憂鬱」，所給我們的提示

關於「重聽」及「憂鬱」同時出現的問題，曾經參與伊拉克戰爭的美軍可說是最具代表性的案例。在充斥著砲彈轟擊聲與槍聲的戰場，可說是世界上噪音最多的地方。許多自戰場撤回的軍人，都會深受噪音性聽損或耳鳴問題所困擾。不僅如此，在經歷過戰爭這種身心煎熬的體驗之後，不少人甚至會罹患創傷後症候群（PTSD）。

有份研究報告指出，在併發重聽與PTSD的退伍軍人他們的聽覺皮質當中，發現堆積著許多「大腦的垃圾」，也就是我先前所提過的β類澱粉蛋白。

大腦只要活動，就會產生β類澱粉蛋白等垃圾。然而，重聽患者的大腦會因為聽覺

皮質聽不見聲音而停止活動。在正常的情況之下，大腦全部的血管都會順暢透過脈動，將各部位的垃圾排出腦外。不過，當聽覺區的血管活動力下降，就很容易造成垃圾堆積在該部位。

這種情況很可能是因為重聽，造成患者無法透過聽覺獲得訊息所致，也可能是因為PTSD所引起的抑鬱症狀，使得患者減少與他人溝通所致。

上述兩種情況，都被視為是造成退伍軍人重度憂鬱及耳鳴的原因。

先不管這些較為極端的案例。我們身邊其實也有許多人因為重聽以及不願接觸他人的患者，這些人的大腦相對容易堆積垃圾，因此也相對容易罹患失智症。

因此，即便有點聽不清楚別人說話的內容，就算是聽力衰退了，我們還是有許多辦法可以補救，最重要的是不要封閉自己。

例如，在進行對話的時候，可以請對方放慢說話的速度，同時透過觀察對方唇形的變化，來幫助自己聽得更清楚。當然，搭配肢體動作也是相當不錯的方式。

如同上述，為了提升重聽患者的認知能力，我們必須在「耳朵之外的要素」多下點工夫。

耳朵、眼睛及雙手同時活動吧！

透過「多重感官整合」來提升腦機能!!

在強化認知能力與記憶力方面，最重要的概念是「多重感官整合（Multisensory Integration）」。

不單靠一種知覺，若能夠同時透過聽覺、視覺以及觸覺等多種知覺來獲取訊息，便能更深入理解事物。

舉例來說，在聽聲音之時，也同步進行寫筆記的動作，不僅能活用耳朵，還能活動眼睛以及雙手，以期夠更有效率提升記憶。

這種現象是大腦神經細胞（神經元）交互作用所形成。人類的大腦當中，約有八百六十億個神經元相互連接，形成一個巨大的網絡。

在接收外來訊息時，神經元就會出現「點火」的現象。

當數個神經元同時點火時，神經元之間名為「突觸」的部位便會緊密結合，同時引發更大的點火反應。這時候，只要同步反應的神經元愈多，彼此之間就會更加緊密結合。

這種神經活動在嬰兒時期最為活躍，並在3歲、6歲以及11歲這幾個時間點變慢，直到25歲才慢慢穩定下來。然而，該神經活動並不會就這樣完全停止。只要巧妙地刺激大腦，這種神經活動就會持續一輩子。

「孩童的學習方式」可說是最佳範例。發出聲音朗誦教科書內容、看著黑板上的內容進行抄寫。孩童可透過這樣的學習方式，完全活用五官和手指，並且不斷地訓練大腦機能。

在這邊建議各位，不妨積極養成這種同時使用耳、眼、手的習慣。

朗誦報紙的內容也好，透過收音機訓練聽寫也不錯。

即使沒有實際寫出來，光是在腦海中回想文字的方式也具備不錯的效果。例如在和朋友聊天時，在腦海中進行聽寫也是一種好方法。

就算沒有聲音，光是「看」也能使聽覺發揮作用

大腦活動的部位會隨視線方向所改變

在透過「完全活用五官和手指」的多重感官整合方式，對大腦進行訓練時，首要的重點是如何同時活用耳朵與眼睛。

最適合同時活用耳朵及眼睛的訓練方式，就是「朗誦書中的文章內容」。即便是默讀，聽覺也會發揮作用。

幾個文字所組成的單字，在串連起來之後會成為一個句子，而每個句子都是依照文法的順序所組合而成。在一整篇文章當中，還存在著「文脈」的順序。

所謂順序，就是代表整體有「時間先後」的關聯性。

視覺是一種直覺式的認知能力。當我們看見眼前有個裝滿水的杯子時，就能在瞬間判斷那是個杯子，甚至連重量都能精準預測。相對之下，當我們透過聽覺聽到「杯子」這個單字時，必須耗費將近一秒的時間才能在腦中形成杯子的影像。

這和閱讀文章時一樣，需要耗費一點時間。只是我們運用的不是眼睛，而是利用耳朵，也就是所謂大腦掌管聽覺的部位。

除了「閱讀」之外，我也建議各位可以在朝不同方向看的同時進行思考。

在思考問題的時候，人們總是不自覺地往上看。這種從眼前雜亂景象移開視線的方式，能夠令人更專注。研究發現，人類在搜尋大腦中的資訊時，回憶過去會看左上方，而在想像未來或是不存在的事物時會看右上方。

一邊看著左上方，一邊回憶「前天所穿的衣服」，像這樣的訓練，就能有效強化記憶力。在進行回憶的同時，若是能夠像「格子上衣搭配灰色長裙」這樣子發出聲音講出當時穿過那些衣物的話，則更能夠強化大腦的活性。

利用雙手來控制大腦和自律神經

緩慢活動左手可舒緩緊張情緒

接下來，讓我們把重點轉移到雙手的動作吧！這邊有個首要重點，那就是「區分右腦與左腦的機能」。我們的左腦負責語言和理論思考，而右腦則是與創意思考和靈感有關。

由於左右腦分別控制著相反方向的人體部位，因此使用右手就能提升左腦的活動力，藉此鍛鍊具有邏輯性的思考力。相對地，使用左手便能提升感性與豐富想像力。

一個慣用左手的人，會因為使用左手而提升右腦的理論能力。

不過，也有一些人是例外。據說約有三成的左撇子，是利用左腦進行思考。如果不清楚自己是左撇子還是右撇子，建議參考「拿筷子的那隻手」，就可以簡單判斷出自己的慣用手。對於一個用左手寫字的人來說，若用右手使用筷子的話，就可以利用左腦訓練語言及理論能力。

另一個重點，就是「交感神經與副交感神經」。自律神經可分為緊張與亢奮時活動的交感神經，以及放鬆時處於優勢的副交感神經。

自律神經遍布人體全身，但大部分與亢奮情緒有關的神經分布於右半身，而左半身則大多是與放鬆有關的神經。

這部分與大腦不同，並沒有左右相對應的特性。當我們想放鬆的時候，不妨「緩慢地活動左手的手指」；想活動身體時則是可以「快速地用右手手指輕敲桌面」。

除此之外，副交感神經偏好一赫茲左右的節奏，而交感神經則偏好五赫茲上下的節奏。所謂一赫茲，是指一秒震動一次的頻率。五赫茲就是一秒來回震動五次的頻率。

現代人總是有交感神經過度活動的問題，因此最重要的是適時重置自律神經。建議各位透過「用左手輕撫寵物」或「用左手慢慢摩擦右手」等動作，來讓自己找回身體遺忘許久的放鬆模式吧！

遊戲能預防失智症!?

「雀躍感」能增加大腦的血流量!

同時運用耳、眼與雙手，可以活化相對應的大腦部位，並提升該部位的血流量。促使動脈明顯活動的行為，有助於排出大腦當中的垃圾。

其實還有一種方式，可以促進大腦血流量增加，那就是「玩遊戲」。在一較勝負時，人們總是會感到雀躍。這種雀躍的感覺，對大腦有非常好的幫助。

無論是象棋，或是撲克牌與麻將，都是相當不錯的遊戲。在玩遊戲的同時，邊說「原來還有這招!」或「嗯，接下來該怎麼辦呢?」這些話，更能提升活化大腦的效果。簡單地說，就是透過視覺觀察遊戲過程，同時活動雙手並且開口說話。這就是一種完全活用五官和手指的多重感官活動。

其實，透過遊戲機與手機玩的遊戲，也具備相同的效果。

據說遊戲活化大腦的時間點，是展開遊戲後的二十分鐘前後，若是超過六十分鐘就會出現反效果。因此建議各位事先決定好玩遊戲的時間，例如「只在通勤電車上才玩遊戲」。其實「遊戲」最令人詬病的問題就是成癮症。為了預防遊戲成癮，請各位務必遵守遊戲時間低於六十分鐘的規定。

另一個方法，就是「活用雙手」。若你習慣用左手拿手機，並用右手操作手機，請提醒自己經常輪流活用雙手。

有一派理論認為，用右手玩遊戲會刺激理論腦，因此容易引發成癮症。無論如何，重置平日過度使用的「右手」、「左腦」，對於大腦健康絕對有幫助。

雖然遊戲有益大腦健康，但千萬不可以跑去電子遊藝場或柏青哥店。因為那些地方的巨大音量，正是引發噪音性失聰的原因。就算只待四十五分鐘，也足以造成耳鳴或重聽惡化。

3章

藉由聽力訓練來預防失智症

現在就立刻改過來！造成耳朵與大腦衰退的壞習慣

阻斷耳朵連結至大腦的「負面連帶影響」

終於進入實踐篇的章節了。

接著就讓我們透過二十種訓練法，一起預防及改善重聽和失智症。

首先，為了幫助各位理解每一項訓練法的目的，在此簡單說明一下。

① 讓耳朵機能變差的是「噪音」和「動脈硬化」

耳機的音量若不適當調節，即便一天只聽一小時，五年之後仍然會重聽。

此外，經常伴隨生活習慣病發生的動脈硬化，也會造成血液無法順利流到耳朵，而造成毛細胞營養不足，這也是引發重聽的原因之一。

②　重聽和失智症的共通點為「血液的循環狀態」

一旦重聽，罹患失智症的機率將會增加八倍。雖然原因尚不清楚，但兩者之間的共通點為「血液的循環狀態」。當「β類澱粉蛋白」和「濤蛋白」等大腦的垃圾附著於血管當中，腦神經細胞就無法正常活動。當血液循環狀態變差，這些原本會隨著血管脈動排出腦外的垃圾，便會開始堆積於大腦之中。因此，重聽也可能對於大腦掌管聽覺的部位產生影響，使其變得無法正常活動。

③　相互作用般地惡化

重聽問題放著不管，將會持續不斷地惡化。重聽患者容易因為無法正常與別人對話而倍感壓力，進而開始避免與人接觸。如此一來，患者大腦所受的刺激就會減少，甚至可能引發憂鬱症或失智症。

④　並非沒有改善的對策！

無論如何，患者都須要儘早採取改善的對策。除了藉由助聽器的輔助之外，也能透過同時運用「耳」、「眼」、「手」的方式，適當給予大腦刺激。

——就讓我們牢記以上重點，改善耳朵及大腦之間的健康，避免惡性循環吧！

「吸菸」是傷害血管的最壞習慣！

「電子菸」和一般香菸一樣危險，甚至是更加糟糕！

相信各位已經很清楚，「血液循環不佳」會同時對於聽力與認知能力造成傷害。動脈硬化或血液變得濃稠，都是肥胖、高血壓、高血糖或高血脂所引起的健康問題。

然而，最為糟糕的習慣就是吸菸。

在第1章當中，我曾經提過全球的失智症患者人數正在減少。

就整體而言，失智症患者人數減少的族群，都是重視健康狀態的人們。這些人大多有適度運動的習慣，而且極少人會抽菸。我認為日本也一樣，只要今後吸菸人口持續減少，失智症患者的人數也一定會下降。

為何吸菸會帶來如此大的負面影響呢？

最主要的原因，是香菸會提升人體的氧化壓力（Oxidative Stress）反應。所謂氧化壓力，是指血液當中自由基濃度過高的狀態。這些自由基會對血管造成傷害，也會讓好膽固醇醣化成為壞膽固醇。如此一來，便會造成人體全身的動脈持續硬化。

另一方面，一口一口吸菸的動作，會抑制人體產生一氧化氮，該現象會造成動脈硬化更惡化。對於人體而言，吸菸可說是百害而無一利。因此，就算是藉助醫師的力量，也要儘早戒斷吸菸這個壞習慣。

若你認為「電子菸應該就沒問題」的話，那你就大錯特錯了。

電子菸只是少了焦油而已，吸了之後仍然會使人上癮。其實，電子菸當中也含有獨特的有害物質。然而，因為電子菸的氣味與煙都比傳統香菸少，所以不易令人察覺，造成許多人在不知不覺當中受到傷害。因此，部分海外國家對於電子菸的限制比傳統香菸更嚴格。

益腦與傷腦的飲食習慣

過度的限醣飲食，是讓大腦停止活動的NG飲食習慣

守護耳朵與大腦健康，最重要的關鍵是防止「血液變得濃稠」。最為有效的因應對策，就是均衡的飲食習慣。其中，最重要的是蔬菜。不只是黃綠色蔬菜，就連根莖類蔬菜與海藻都應該積極攝取。

另一個重要的食物，就是「青背魚類」。鯖魚和秋刀魚清血的能力相當優秀。青背魚類中所含的DHA及EPA不僅能夠降低血液中的三酸甘油脂濃度，亦能維持骨骼與肌肉健康，甚至能預防癌症發生。對於腦神經，也有不錯的活化作用。

另一方面，我不建議各位嘗試近年大為風行的「限醣飲食」，雖然這是相當高人氣

的減重法，但對於大腦的傷害卻遠超過減重的效果。

大腦所消耗的能量，大部分來自於醣類。腦神經代謝能量的需求量相當高，若是能立即轉換成能量的「葡萄糖」攝取不足，大腦會無法正常活動。

每天人體所需的總熱量當中，大約50～60％需要透過醣類攝取。以每天攝取二千五百大卡的人為例，至少有一千二百五十大卡的能量需求是來自醣類。

每碗白飯所含醣類約有六十克，熱量大約是二百二十大卡。三餐各吃一碗飯的話，大約可攝取六百六十大卡。加上其他的配菜與調味料，很快就攝取到一千二百五十大卡。如果餐後還吃塊蛋糕或冰淇淋的話，很可能會攝取過多的熱量。

因此，建議各位應該避免甜點或砂糖的攝取，而是透過碳水化合物加以攝取，另外透過膳食纖維攝取醣類也是不錯的選擇。

此外，在米飯的選擇上，糙米好過於白米。糙米當中所含的「GABA（γ—氨基丁酸）」比白米多四倍。該成分具有促進腦部血液循環、降低血糖值以及舒緩壓力等有益健康的作用。

「好好吃！」能讓耳朵變健康

味覺神經與耳朵連接在一起！

食物的「美味程度」和均衡營養一樣重要，甚至是更加重要。最主要的原因，是因為感受味覺的神經和耳朵是連接在一起的。

有個形容食物好吃的詞彙「彈舌美味」[1]。事實上，當舌頭品嘗美味而感到開心時，耳朵也會因此而變得有精神。其背後的原理關鍵就在於「鼓索神經」。這條神經會穿過鼓膜深處，也就是位於中耳的「鼓室」，並與感受味道的「味蕾」連接在一起。

1　台語也有類似的詞彙：呵咾甲會觸舌。意思為讚美到嘖嘖有聲。

穿過鼓室的鼓索神經，同時也和鼓室中的鐙骨連結。在感受聲音而規律活動的鐙骨肌活動之下，鼓索神經也會接受規律性的刺激。

一邊享受聊天或音樂的樂趣，一邊享受美食的狀態下，鐙骨肌的震動就會像打鼓一般刺激鼓索神經，藉此增強舌頭所接收的訊號並傳遞至大腦。

開心的對話及音樂，都能提升人體對味覺的敏感度。

為了烹煮美味的食物，開心「下廚」也相當重要。

在下廚的時侯，不妨同時想像著大家享用餐點時瞬間綻放的笑容。光是這樣的小動作，就能夠確實活化大腦，藉此提升味覺的靈敏度，如此一來就能完成美味的料理。

另一方面，下廚也能活用上一章所提過的「視線」訣竅，藉此刺激我們的左腦與右腦。

往左方看可提升料理過程的效率，而往右方看則是能發揮獨特的食材組合能力，以及令人食指大動的擺盤技巧。

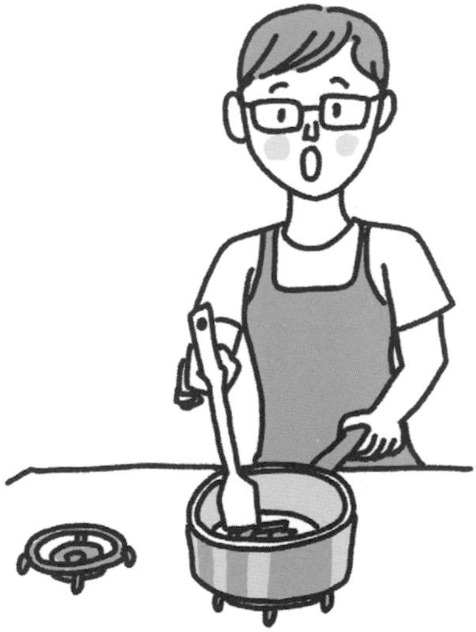

1天只要走4000步，就能讓大腦不堆積垃圾

收縮小腿肌肉，排出引發失智症的源頭！

對於守護耳朵與大腦健康而言，適當運動也是不可或缺的一環。運動可以對肌肉造成刺激，並且促進血液循環。平時沒有運動習慣的人，建議可以巧妙地將運動融入日常生活之中。

最簡單的運動就是「走路」。各位可以不必大費周章地準備健走專用的運動服及運動鞋。過度的準備會給自己無形的壓力，這樣反而無法持續太久。只要穿著平時習慣穿的衣物及鞋子，在往返超市的時候刻意繞遠路，像這種「自然增加運動量」的方式，是維持運動習慣的最佳訣竅。

那麼，究竟該增加多少運動量才足夠呢？

從生活習慣病的預防觀點來看，最理想的運動量是「一天走八千～一萬二千步」。只要持續五年，就能讓血管找回原有的健康狀態。

另一方面，若只是為了預防失智症，一般建議的運動量大約是「一天四千步以上」。這裡有一個前提，那就是必須本身沒有動脈硬化的問題。若能滿足上述條件，一天只要走路四千步，就能排除大腦的垃圾，讓垃圾不容易堆積在大腦之中。

就算一小時只走個二百五十～三百步，不需要太多時間就能達成一日四千步的目標。平時只要想到就活動一下身體，即可提升大腦排垃圾的效率。

除此之外，當我們在客廳休息時，也能找機會站著簡單清掃地板上的垃圾，或是透過經常上下樓梯的方式，來增加每天的運動步數。如果你是個窩在辦公室的上班族，建議可以多找些機會，讓自己離開座位，在上班的樓層或走廊上走一走。

還有一個更簡單的方法，那就是「原地踏步」。只要活動小腿肌肉四千次，就同等於走四千步。這是一種坐著也能做的「極懶人運動」，只要肌肉確實伸縮活動，就可以獲得相同的運動效果。

同時鍛鍊耳朵與大腦吧！

「反覆動作」能讓身體與大腦產生記憶

接下來要準備進入我們的訓練法教學內容。訓練法共有二十種，其目的有以下四個：

①提升耳力：刺激耳朵，預防及改善重聽。
②放鬆耳朵：減輕壓力，使人處於放鬆且愉悅的狀態。
③排出大腦垃圾：促進血液循環與脈動，藉此排出大腦的垃圾。
④提升腦力：透過用雙眼看、用雙手寫的多重感官整合法來活化大腦。

部分訓練法同時具備數種目的。建議各位可以先確認每個訓練法的目的，再搭配自

艾賓浩斯遺忘曲線

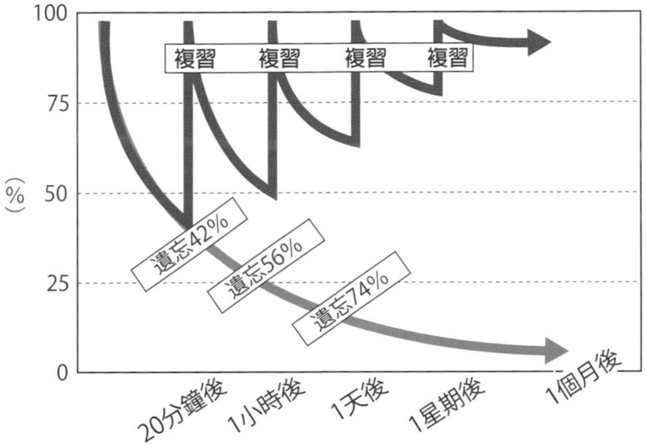

身的需求進行選擇。

此外，在進行「④提升大腦能力」這一類的學習型訓練法時，請務必記住要「反覆進行」。

上圖是名為「艾賓浩斯遺忘曲線」的圖表。

人類在辨識訊息的二十分鐘後，就會忘記42%的內容，一小時後則是會忘記56%的內容。在經過一天之後，甚至會忘記74%的內容。相反的，若能反覆聽看訊息，就能確實地殘留在記憶當中。

換句話說，最佳的記憶訣竅，就是反覆接觸相同的訊息。

另外，請各位務必養成寫筆記的習慣。讓自己隨身攜帶小小的筆記本與喜歡的鋼珠筆抑或是鋼筆，遇到覺得有趣的事物時，就立刻將該事物的關鍵字記錄下來。即便沒有回頭去檢視筆記內容，光是動手寫筆記的動作，就能有效幫助記憶。

部分學習型訓練法會使用到收音機或報紙。只要加以實踐，一定會收集到「自己也想牢記」的資訊。

如果你贊同這樣的說法，就請立即動手做筆記吧！無論是完整抄寫，或是以自己的方式簡化筆記內容都可以。只要動手，就能讓自己將訊息刻劃在記憶當中。

接著，每天至少回去看二次當天的筆記內容。若能唸出聲音來，效果會更顯著。如此一來，就能對抗遺忘曲線而強化記憶了，甚至是幫助自己更加理解訊息當中所蘊含的意義。

經過訓練之後，你或許能夠提升自己的大腦層次，讓你能快速捕捉政治、經濟或國際局勢等相關訊息的內容，甚至能透過比對紀錄的方式來分析日後趨勢。

此外，建議可以透過日記來記錄當天所做過的訓練。如此一來，就能成為強大的助力，讓自己能將訓練變成一種習慣。

鍛鍊聽力與大腦的訓練法

<實踐訓練法之前的建議事項>

①配合當天的目的與心情，選擇四、五種想做的運動。詳細內容可參考本書的訓練計畫（P123）。

②「排出大腦垃圾」所用的相關運動，請避免在容易滑倒或絆倒的地方進行。

③當身體感到不適或疼痛時，請避免進行運動型訓練法。

④在實踐需要發出聲音的訓練法時，請以自然的方式發出聲音，不須勉強自己大聲發出聲音。

❶ 清晨開耳訓練法

提升耳力　放鬆耳朵　排出大腦垃圾　提升腦力

1 站在能夠感受風吹拂的地方

打開窗戶，或是走到戶外，在感受風吹拂的同時，挺直腰背站立。

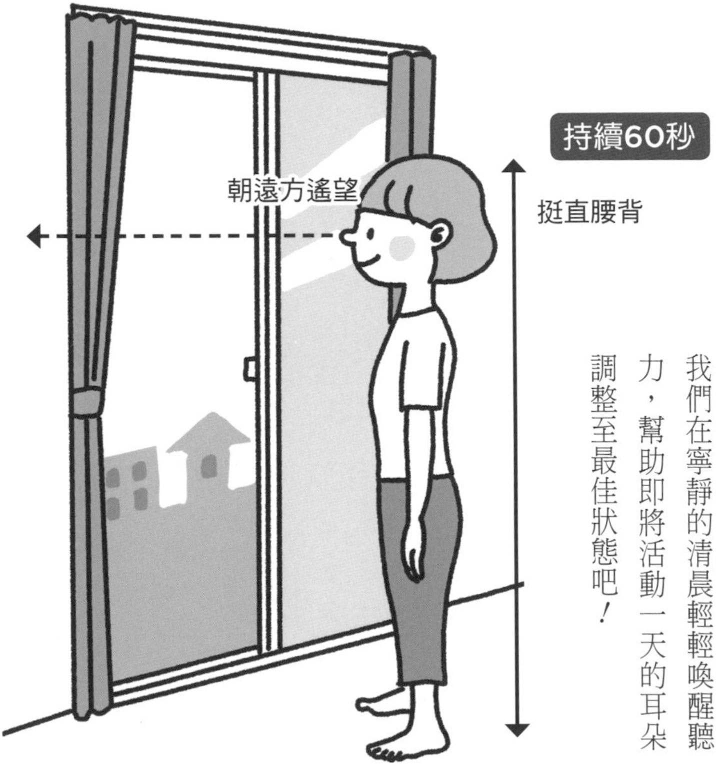

早上起床之後，第一件事並不是打開電視。建議仔細聆聽鳥兒與風的聲音，利用這些大自然的聲音來喚醒聽力。讓我們在寧靜的清晨輕輕喚醒聽力，幫助即將活動一天的耳朵調整至最佳狀態吧！

2 輕閉雙眼 仔細聆聽

輕輕閉上眼睛，聆聽室外的聲音。在自己的心中，逐一辨別「鳥叫聲」、「車聲」、「腳步聲」或是「狗叫聲」等聲音。

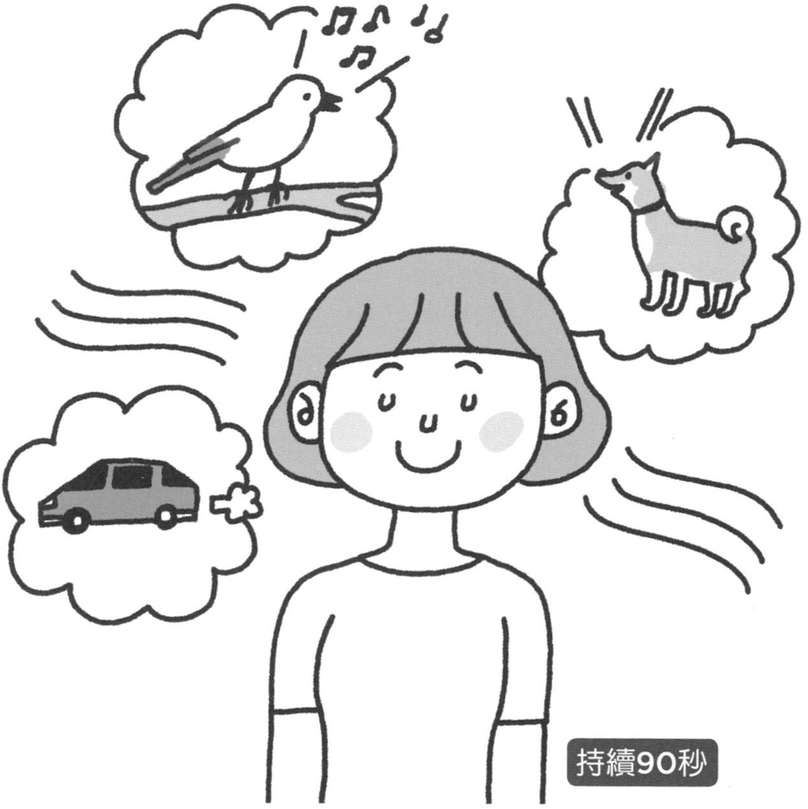

POINT

請注意，在訓練過程中請抬起頭。耳朵在低頭狀態下，可能無法確實聽見聲音。

1天 1次

2 拉耳運動

提升耳力　放鬆耳朵　排出大腦垃圾　提升腦力

1 坐在椅子上

淺坐在椅子上，收起下巴，並將視線固定在略為朝上的位置。請注意不可駝背，也不能將背部靠在椅背上。

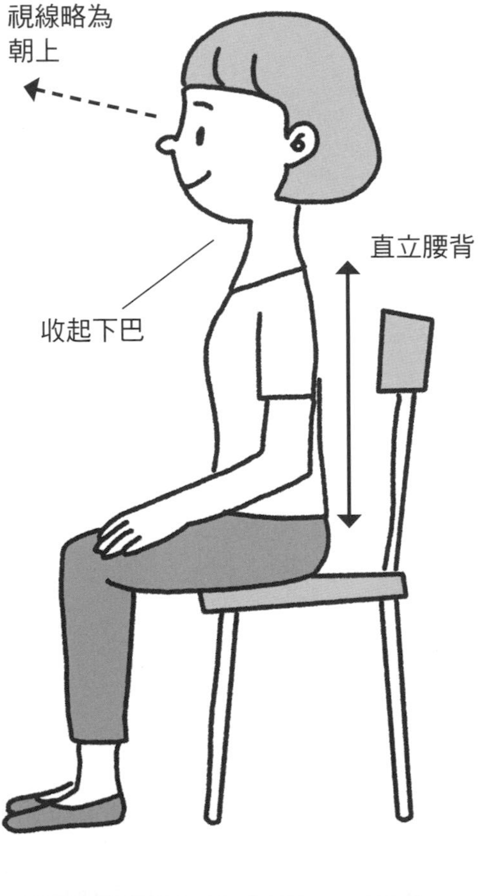

在提升聽力上，適度訓練耳朵肌肉是相當重要的一件事。透過拉動耳朵的方式來刺激肌肉，找回原有的聽力。除此之外，也能有效預防耳朵因老化而顯得下垂！

2 拉動耳朵

抬高左手，捏住右耳，並且慢慢地往上拉之後，維持姿勢5秒。

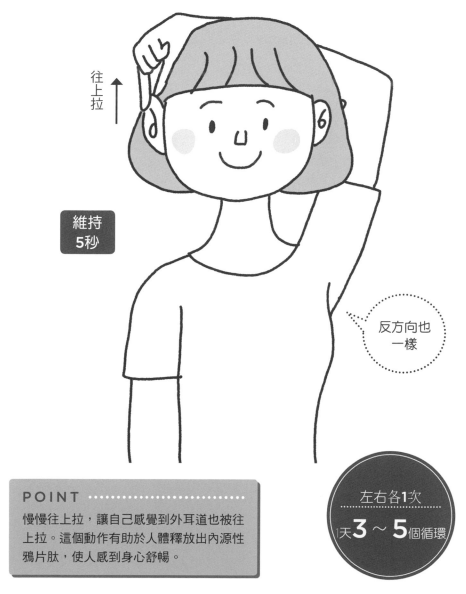

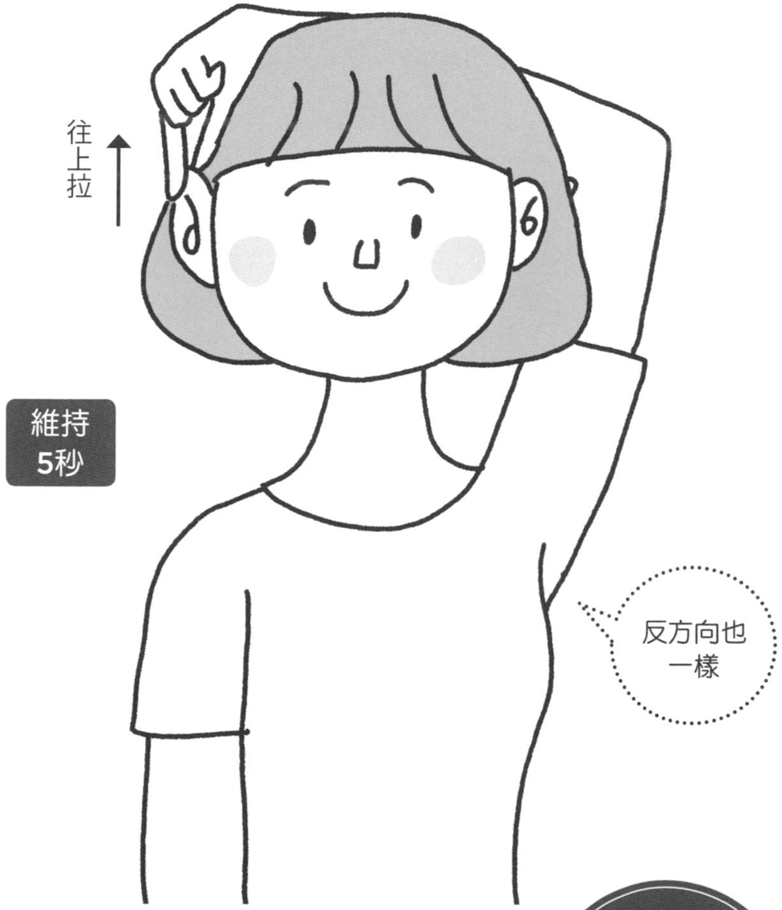

POINT

慢慢往上拉，讓自己感覺到外耳道也被往上拉。這個動作有助於人體釋放出內源性鴉片肽，使人感到身心舒暢。

左右各**1**次

1天**3～5**個循環

3

耳穴道按摩

提升耳力　放鬆耳朵　排出大腦垃圾　提升腦力

1 按摩耳朵整體

將雙手拇指貼在左右耳後方，並以往上抬的方式輕輕按摩10～20秒。

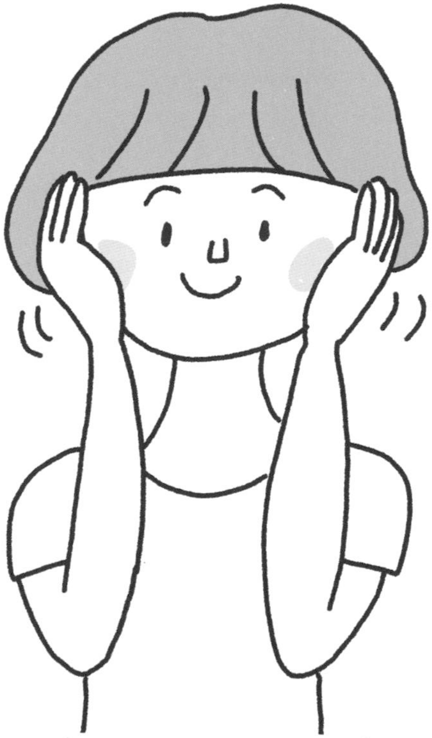

按摩10～20秒

耳朵正面略為突出的「耳珠」上，有許多可助於改善重聽問題的穴道。另外，位於耳朵上端的「神門穴」，也具有調節自律神經的效果。建議各位以規律的方式，同時按摩或按壓左右耳。在按摩的幫助之下，耳朵整體的血液循環也會有效提升。

2 按壓「耳珠」

用食指按壓「耳珠」。按壓3秒後鬆開3秒，這樣的動作重複3次。

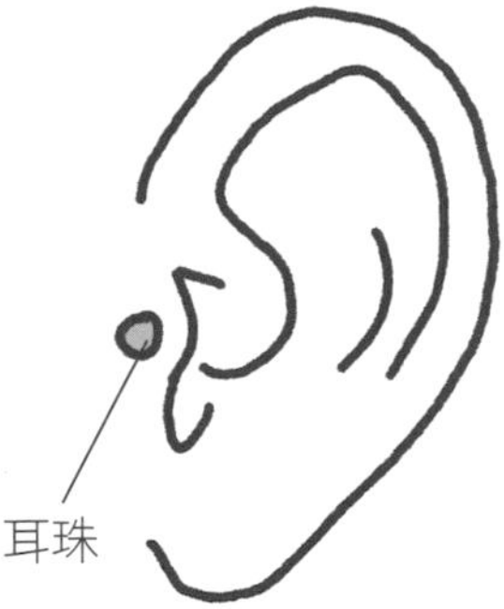

按壓3秒
鬆開3秒
反覆3次

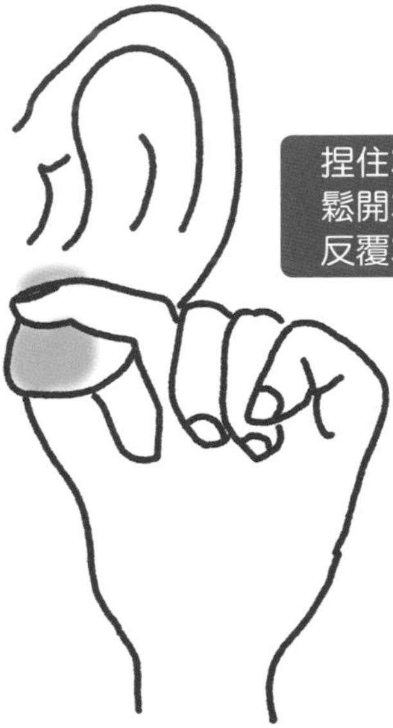

捏住3秒
鬆開3秒
反覆3次

3 夾捏耳垂

用拇指與食指夾捏耳垂。夾捏3秒後，鬆開3秒，這樣的動作重複3次。

按壓3秒
鬆開3秒
反覆3次

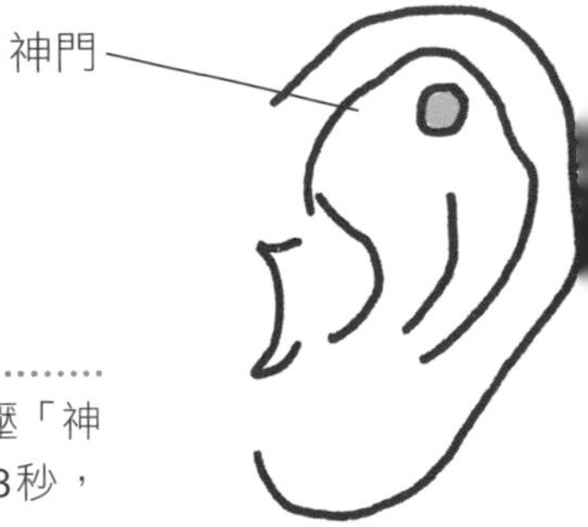

4 按壓「神門」

夾捏耳朵上端，按壓「神門」3秒後，鬆開3秒，這樣的動作重複3次。

POINT

按壓穴道時必須左右同步進行。在按壓及鬆開耳珠時，可以仔細感受「聽力的狀態」。

1天
3個循環

4

放鬆胸鎖乳突肌

提升耳力　放鬆耳朵　排出大腦垃圾　提升腦力

1 按捏胸鎖乳突肌

用右手將左側的胸鎖乳突肌往上按捏約10秒。由上往下，分成4～5個部位慢慢按捏。

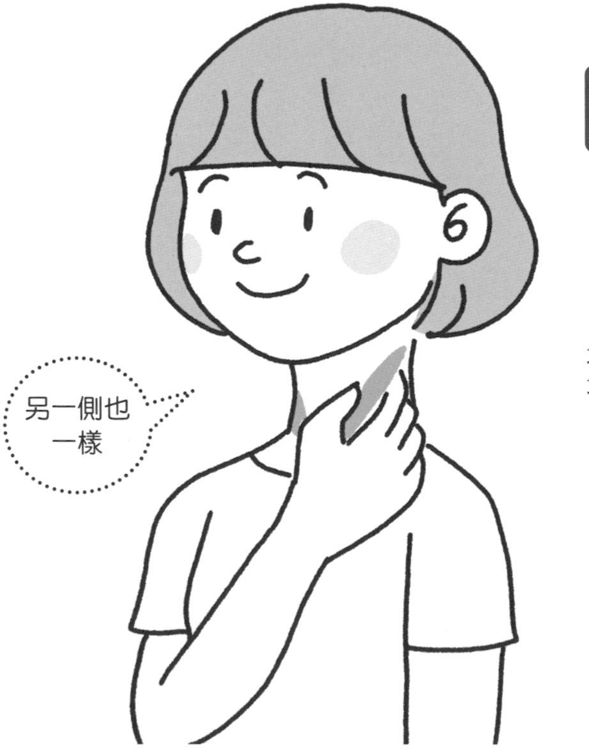

若是駝背造成頸部往前傾，就會變得不易聽清楚聲音。最有效的改善方式，就是刺激頸部側面的「胸鎖乳突肌」。提升頸部血液循環，也能有效排出大腦的垃圾。

2 按壓 胸鎖乳突肌

交叉雙臂，搭配「4・4・4呼吸法（第142頁）」的節奏，左手按壓右邊、右手按壓左邊的胸鎖乳突肌。

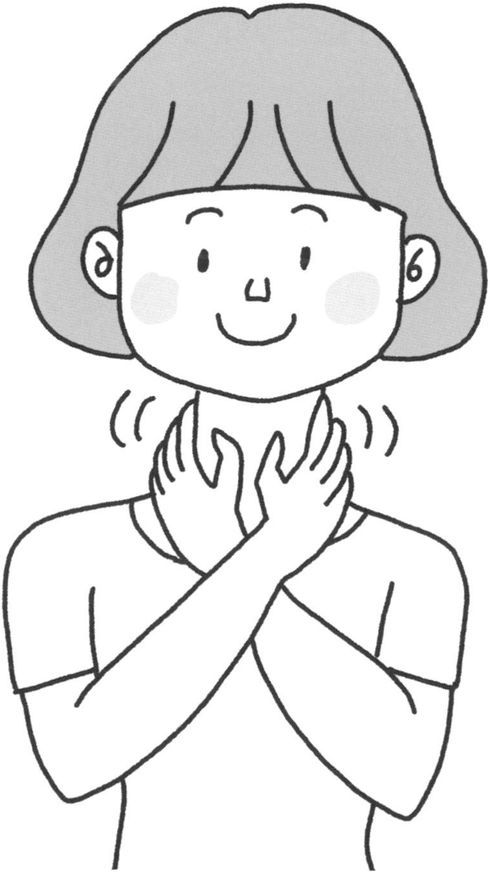

4・4・4呼吸法

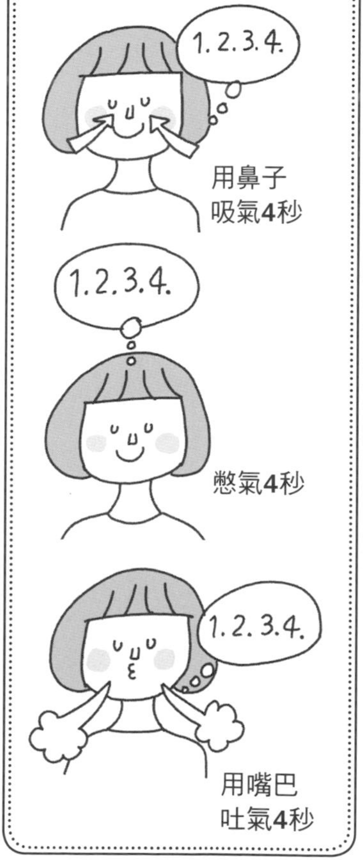

POINT

不需用力按壓，只要以自己覺得舒服的力道，由上往下按壓即可。只要輕輕按壓，也能有效預防肩頸僵硬或暈眩。

1天
3～5循環

5

放鬆顳肌

提升耳力　放鬆耳朵　排出大腦垃圾　提升腦力

1 按摩太陽穴

用食指與中指按壓太陽穴，同時轉動10次。

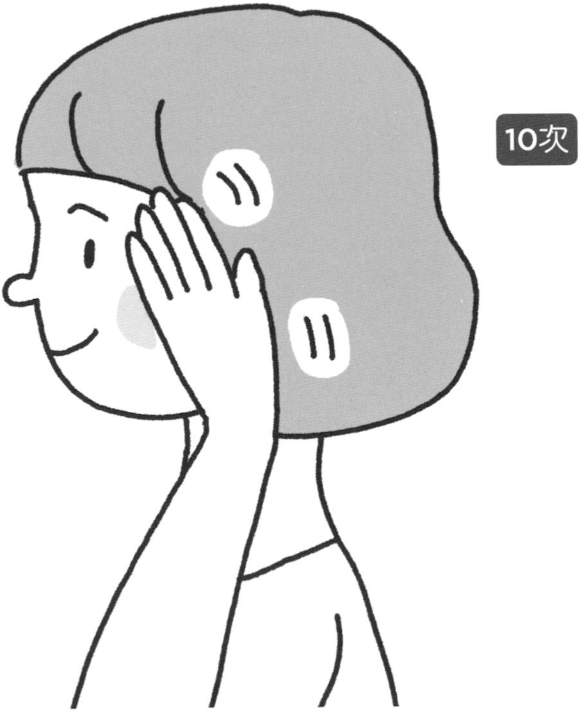

耳朵周圍聚集著許多神經。只要充分刺激耳朵前後及上下的皮膚或肌肉，就能讓顳肌放鬆，藉此發揮調節自律神經的作用。

2 放鬆 耳朵上方肌肉

將手放在耳朵正上方的肌肉上，並且輕輕轉動10次。

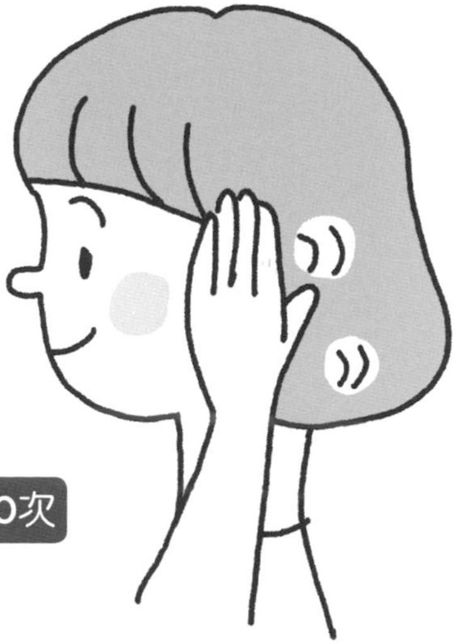

10次

3 放鬆 耳朵後方肌肉

將手放在耳後髮際線上的部位，並且輕輕轉動10次。接著從髮際線開始朝下移動，每隔3公分就輕輕轉動10次，直到後頸部為止。

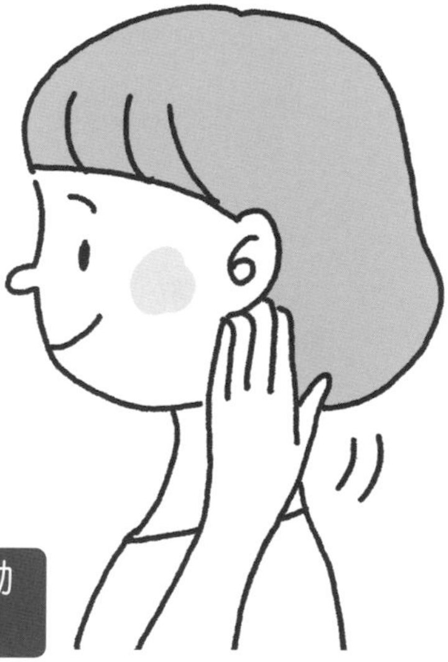

各部位分別轉動
10次

POINT

避免使用指甲，只用指腹的部分服貼肌膚，並且輕輕轉動。

1天
3個循環

⑥

拉近毛巾運動

提升耳力　放鬆耳朵　排出大腦垃圾　提升腦力

1 將毛巾放在腳邊

準備物品
薄毛巾或較大的手帕

將毛巾攤開擺放在腳邊。接著以淺坐的姿勢坐在椅子上，同時挺直腰背，並將視線朝向稍微偏上的方向。

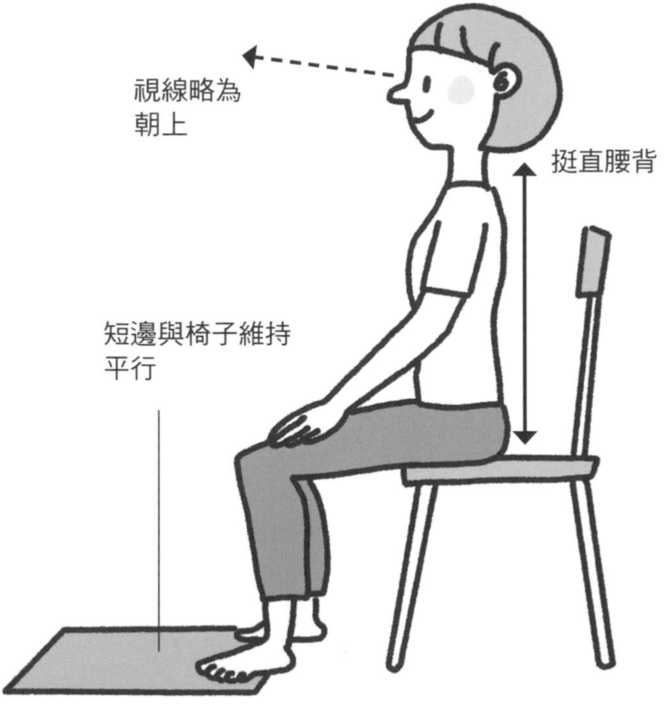

POINT
挺直腰背的動作，有助於提升內耳的血液循環。

提升下肢血液循環的訓練法。反覆開合腳趾，可活化微血管機能，讓血液順暢地循環全身。對於改善手腳冰涼及提升大腦血液循環，都有著備受期待的效果。

2 朝自己的方向拉近毛巾

腳跟持續貼在地板上，利用腳趾的活動將毛巾拉近。

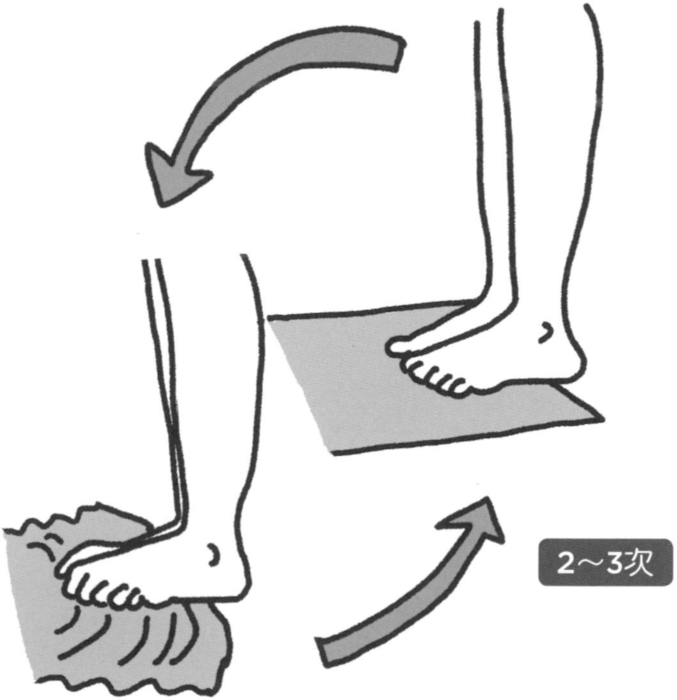

POINT

同時運用雙腳的五趾，快速地將毛巾朝向自己拉近。

1天
2個循環

7

微笑&大笑訓練

提升耳力　放鬆耳朵　排出大腦垃圾　提升腦力

1 維持笑容

想像著露出所有牙齒的樣子，拉高臉頰與嘴角。

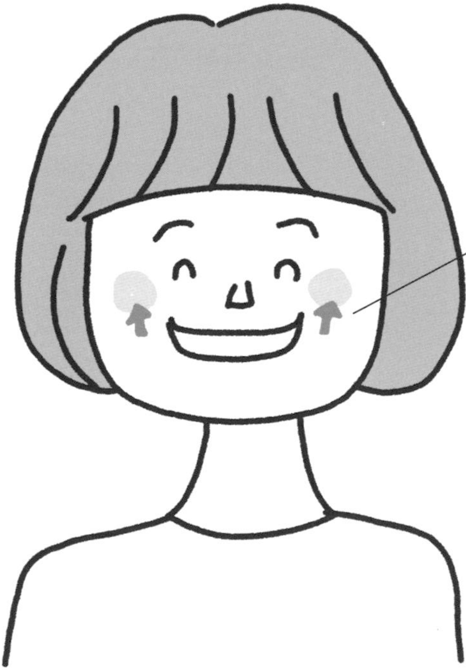

露出笑容的動作，能夠活化掌管表情肌的顏面神經。控制聽力的鐙骨肌以及捕捉味覺的鼓索神經，其實都是顏面神經的好夥伴。微笑以及哇哈哈的大笑，都能大幅提升聽力及食慾。

2 張開雙手手掌及嘴巴

大大地張開雙手，並且用鼻子吸氣，同時將下巴往上抬高。無法往正上方抬得太高也OK。

POINT

大大張開雙手的動作，能讓身體朝向血管釋放出一氧化氮，因此具備血管擴張作用。

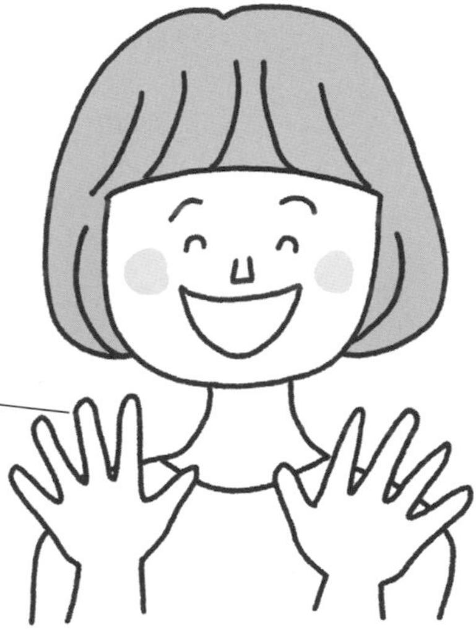

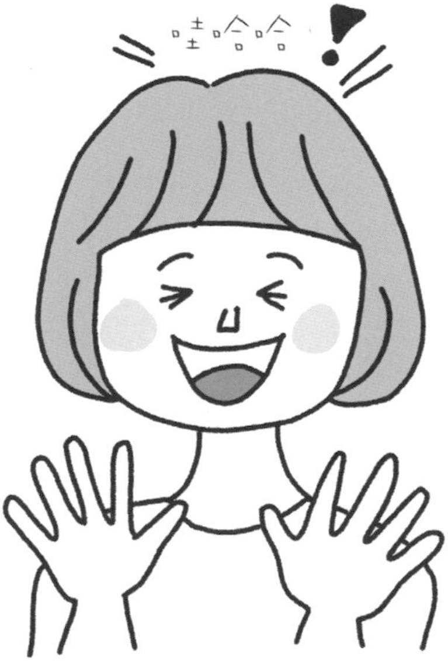

3 發出聲音大笑

雙手持續張開，在吐氣的同時，發出「哇哈哈哈……」的笑聲，直到完成吐氣的動作為止。

POINT

無法大聲發出笑聲時，可以改為盡全力地將舌頭往前伸展。

步驟1～3
各5回

1天2個循環

8

哼歌和搖擺體操

提升耳力　放鬆耳朵　排出大腦垃圾　提升腦力

1 輕哼自己喜歡的音樂

輕哼著自己喜歡的情歌或搖籃曲。

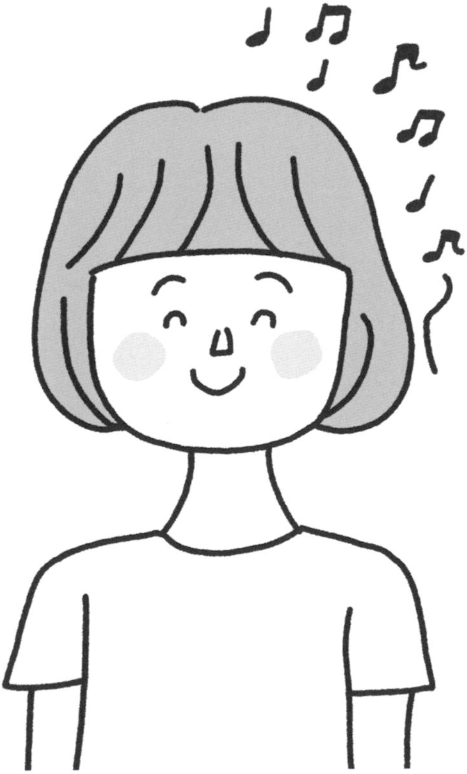

透過鼻子呼吸時，可吸入大量的一氧化氮。一氧化氮具備降低人體中的自由基含量、促進血管擴張、幫助血壓下降以及舒緩耳鳴等作用。若是輕哼自己喜歡的歌曲能讓自己感到開心，就可以舒緩抑鬱的情緒。

2 輕輕搖擺腰部

一邊哼歌，一邊隨著音樂輕輕搖擺腰部。

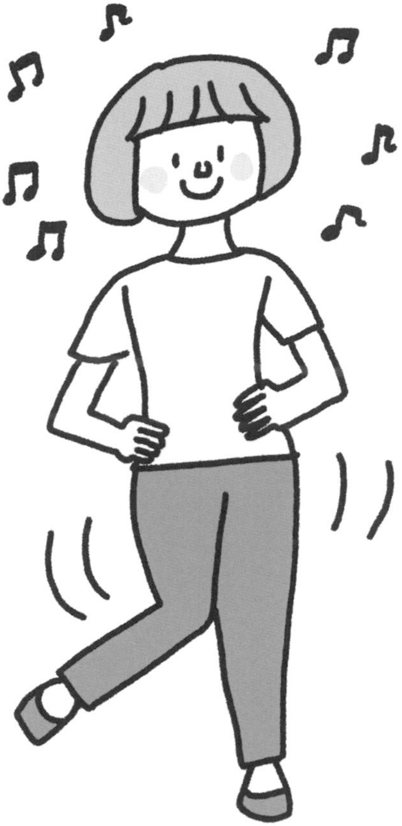

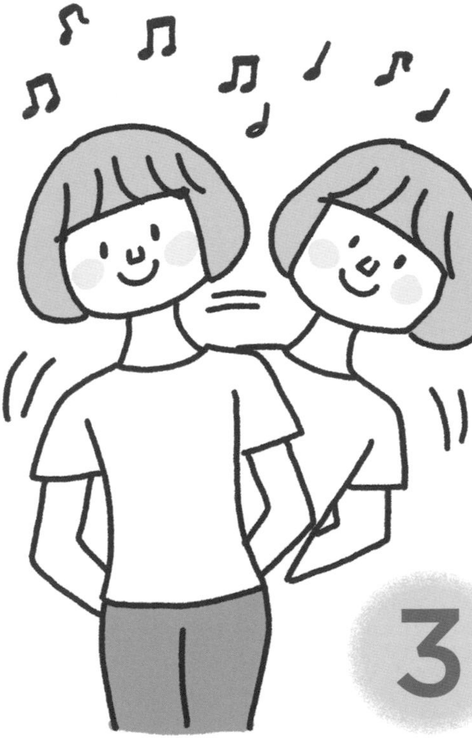

3 輕輕搖擺上半身

一邊哼歌，一邊隨著音樂輕輕搖擺上半身。

POINT

透過鼻子大量吸氣，可增加血液中的一氧化氮濃度，藉此降低自由基含量，並發揮預防動脈硬化的作用。

1日

1~3曲

9

摀住耳朵哼歌

提升耳力　放鬆耳朵　排出大腦垃圾　提升腦力

1 播放熟悉的歌曲

只要是完全記得旋律的歌曲，無論節奏快慢都可以。儘可能地降低播放音量，同時坐著輕閉雙眼。

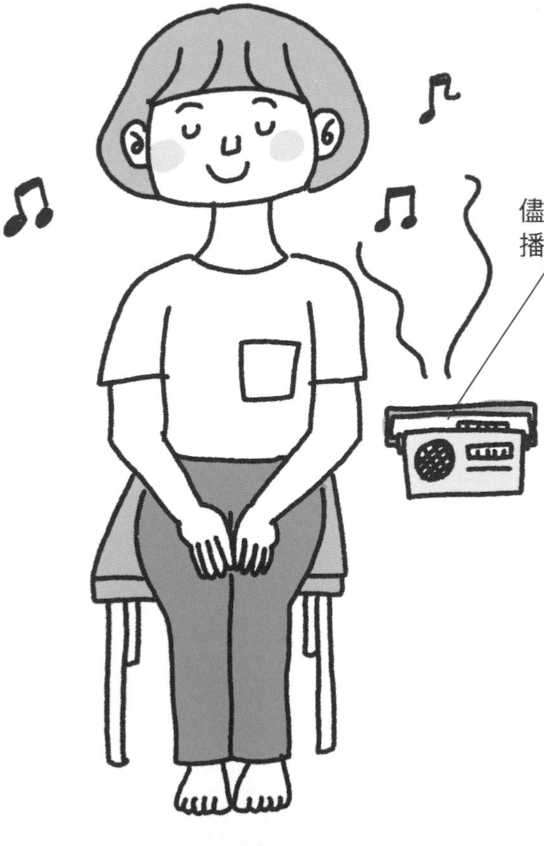

聽音樂可活化大腦的「鏡像神經元」，發揮一種宛如親自唱歌一般的效果。透過這項訓練法，能積極地聽自己所哼的歌曲旋律，喚醒因為重聽而衰退的鏡像神經元。

2 輕輕摀住耳朵

將雙掌拱成圓形，以不至於完全聽不到聲音的方式，輕輕蓋在耳朵上。

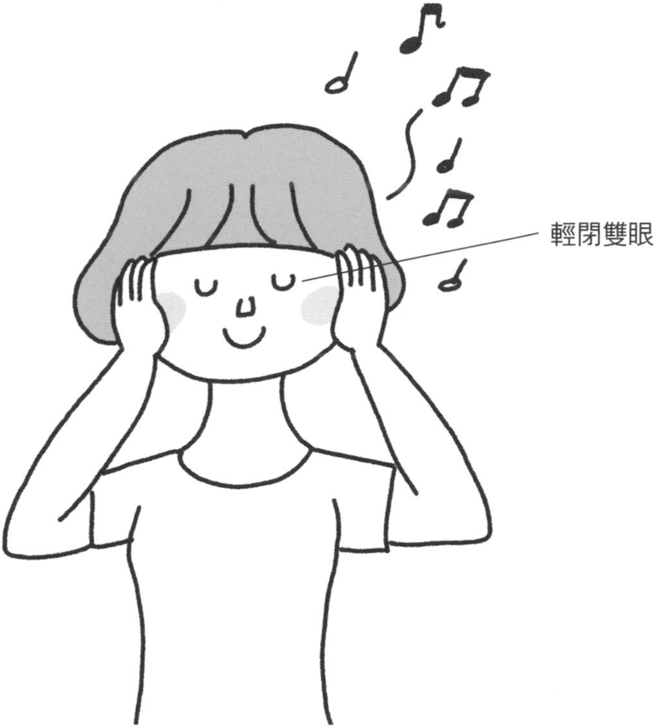

3 輕輕哼歌

在摀住耳朵的狀態下哼歌。在心裡確實唱出歌詞吧！

POINT

「啦啦啦」這種擬聲吟唱也好，單純的「**So Ra So Fa Mi～**」這樣的音階也**OK**。這些氣導音，在摀住耳朵之後，也能經由骨頭傳導而聽得見。這樣的訓練有助於緩解耳鳴問題。

1天
1～3曲

10

舞蹈運動

提升耳力 放鬆耳朵 排出大腦垃圾 提升腦力

1 回憶起過去喜歡的歌曲

回想自己20、30歲左右，年輕時喜歡的歌曲。

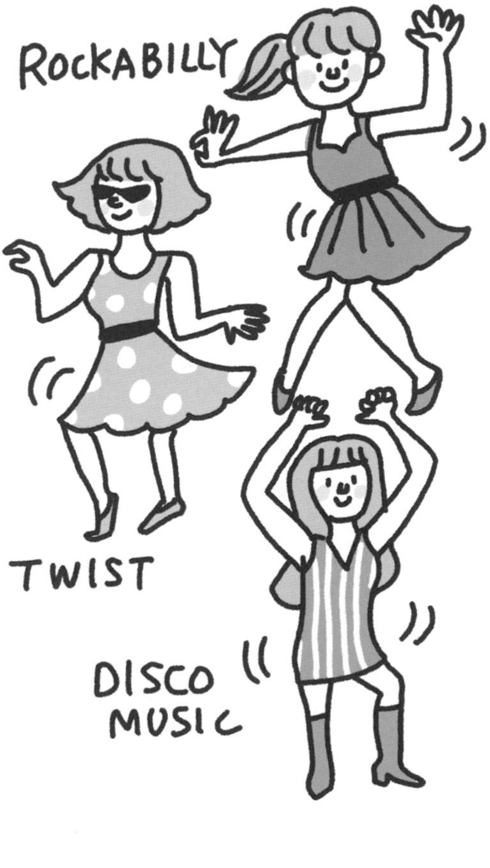

隨著自己過去喜歡的音樂跳舞。喚醒刻劃在身體中的動作記憶，回憶起那個令人感到開心的時代吧！只是邊聽音樂邊擺動身體也ＯＫ！

2 搭配歌曲舞動身體

一邊唱歌一邊跳舞。若能準備音樂，播放音樂聽著，伴隨著舞步扭動也OK。

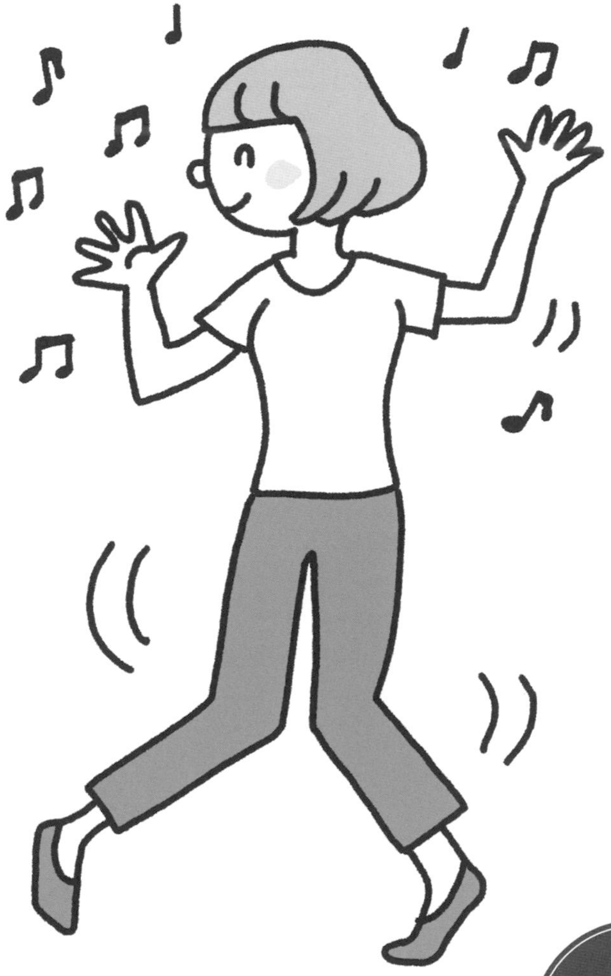

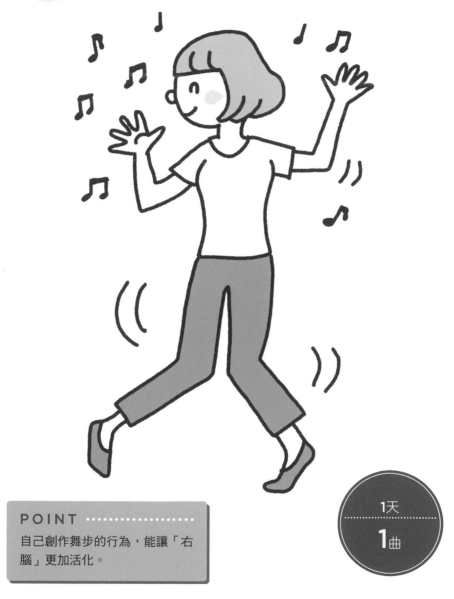

POINT

自己創作舞步的行為，能讓「右腦」更加活化。

1天

1曲

11

料理節目遊戲

提升耳力　放鬆耳朵　排出大腦垃圾　提升腦力

1 假裝自己是料理節目裡的教學老師，開始進行料理

發出聲音講出今天的菜單內容及食材。

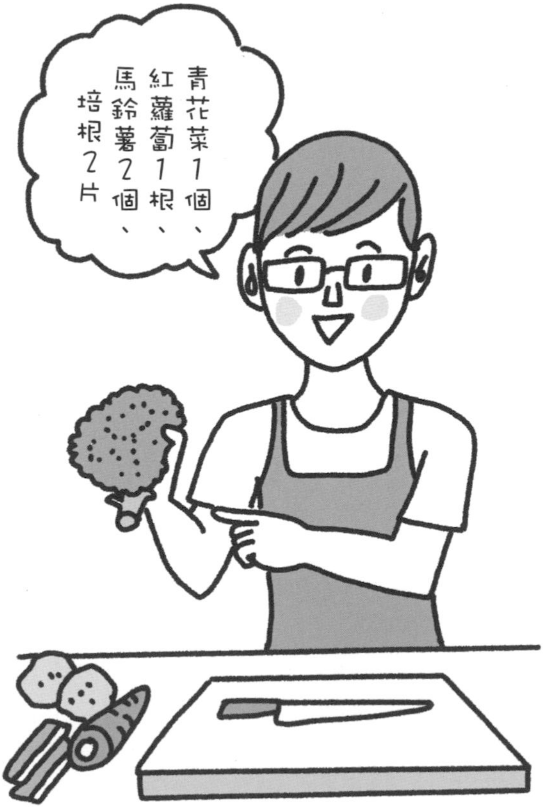

單字或數字等訊息量較多的烹調內容，能有效提升記憶力。另外，一邊思考烹調順序，一邊順利進行的能力，也有助於防止認知機能衰退的訓練。

2 自己解說同時進行烹調

像是指導每個步驟般地說出料理的順序，並且同時進行烹調動作。

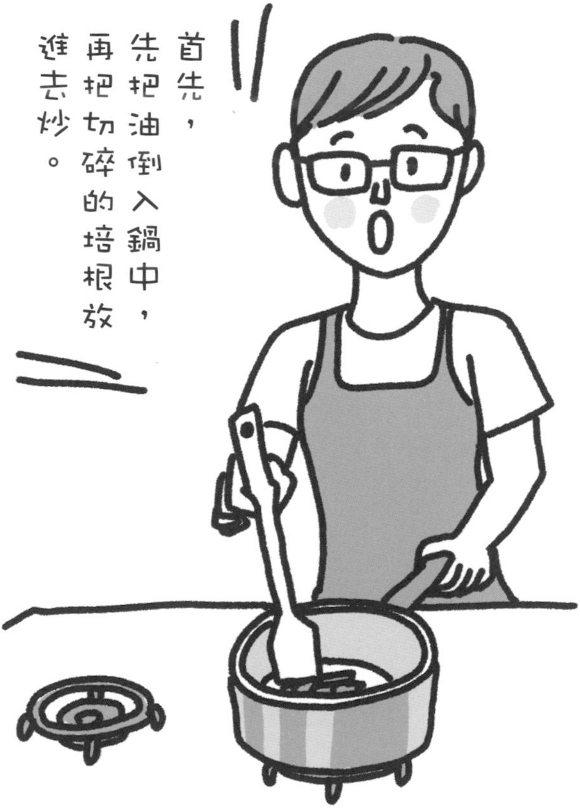
首先，
先把油倒入鍋中，
再把切碎的培根放
進去炒。

POINT

若烹調日常料理也需要耗費1個半小時以上，就可能已經罹患失智症。

1天日

1道菜

⑫

腳跟上下運動

提升耳力　放鬆耳朵　**排出大腦垃圾**　提升腦力

1 豎直背部

採深坐的坐姿，挺直背部，同時抬高腳跟。

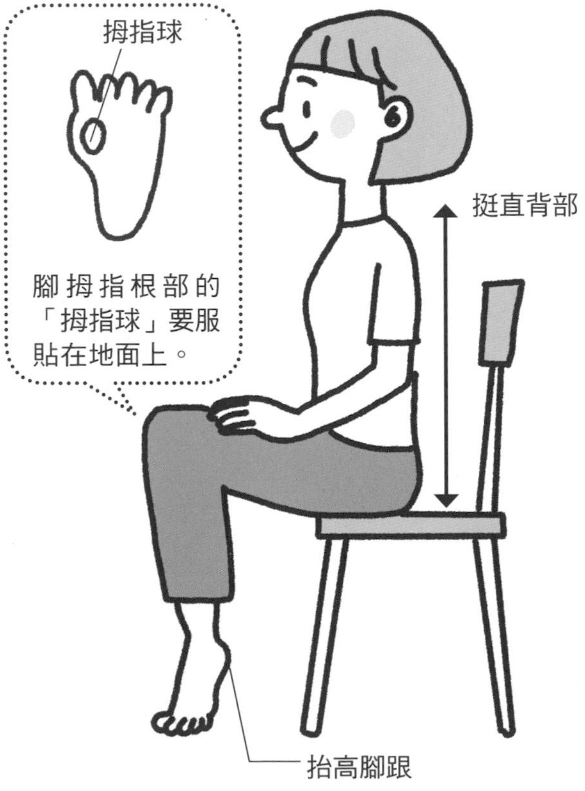

向來被視為難看的抖腳動作，其實是幫助我們「排出大腦垃圾」的好方法。可以提升人體第二個心臟的小腿與大腿的血流量，幫助我們的大腦更加清晰。

2 單腳輪流抬高與放下腳跟

腳跟上下運動30秒。

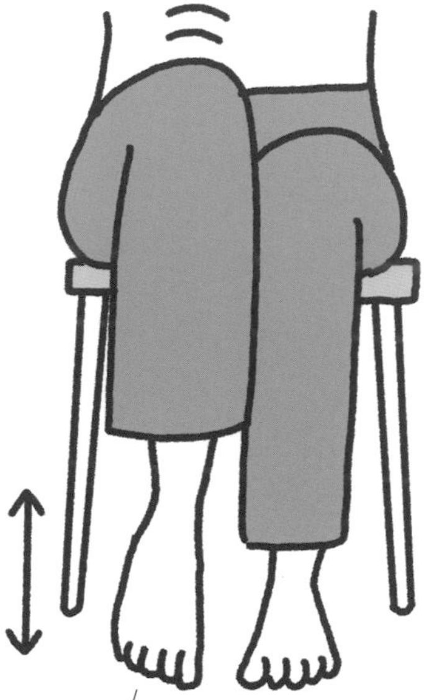
以小幅度「咚咚咚」般上下活動腳跟。
儘可能加快運動速度

左右各30秒

另一腳也一樣

3 稍微用力地放下腳跟

最後稍微用力地讓腳跟著地。

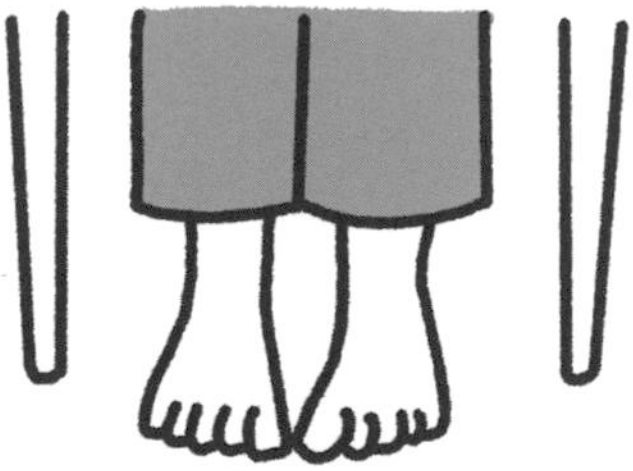

1天
3個循環

POINT

抬高腳跟時的動作不是踮腳尖，而是讓腳趾到拇指球這個範圍的部位著地。進行這項運動時，請坐在馬桶或椅面較硬的椅子上。

13

坐著走路運動

提升耳力　**放鬆耳朵**　**排出大腦垃圾**　提升腦力

1 坐在椅子上並立起腳跟

深坐在椅子上，挺直背部，踮起腳尖抬高腳跟，左右交互運動10次。

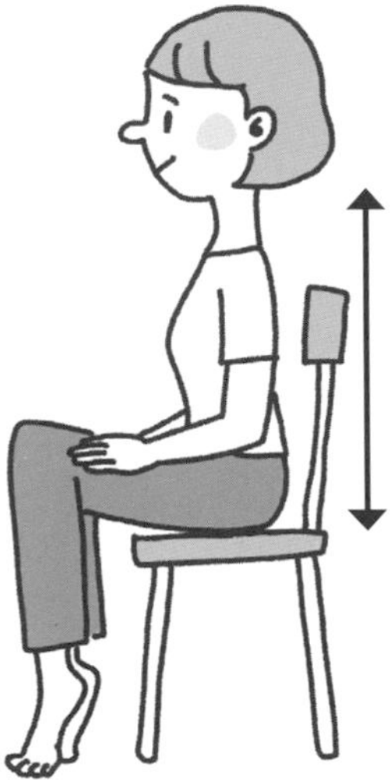

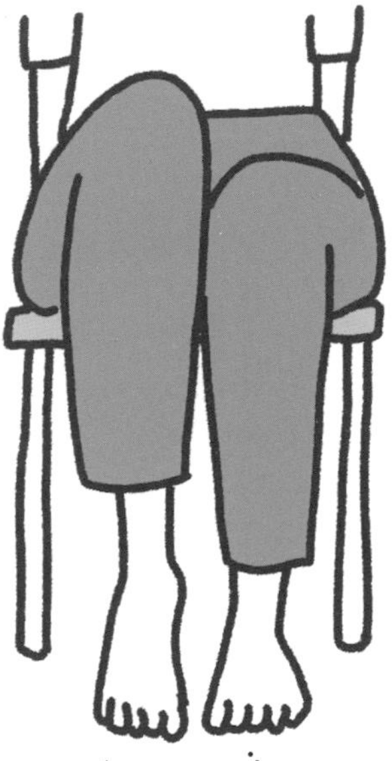

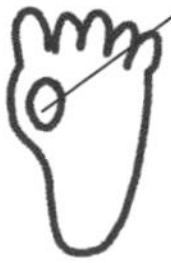

踮腳時記得腳拇指根部的拇指球也要抬起離地。

左右交互運動各10次

伸展與收縮小腿肌肉，可獲得等同於步行的效果。平時坐著工作的人，可以在座位上進行這項運動。刺激腳拇指根部的「拇指球」可以令人感到放鬆。

2 伸展膝蓋內側

將腳跟往前推出，確實伸展膝蓋內側。

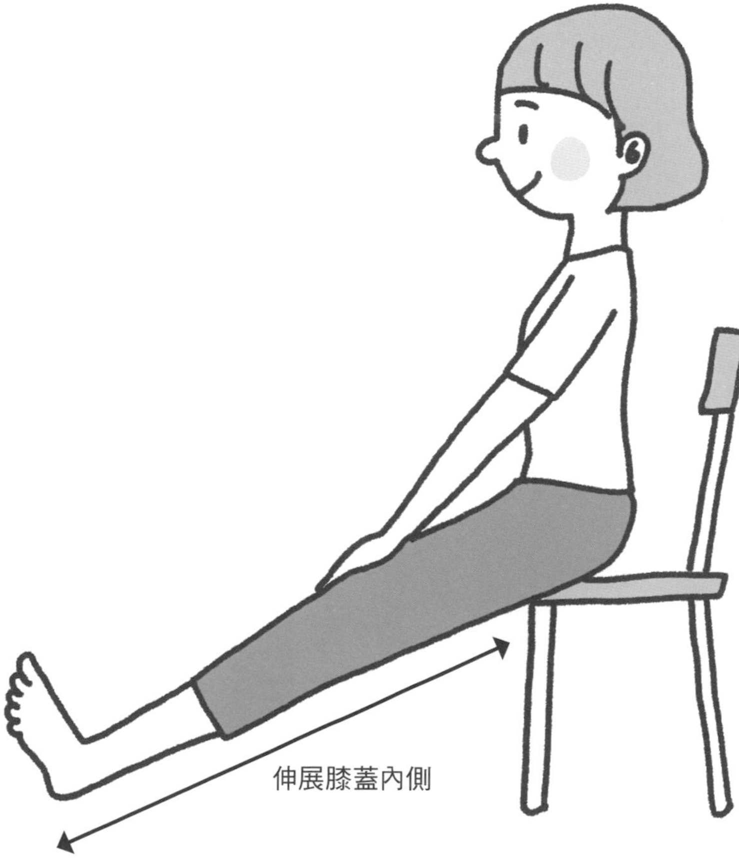

POINT

在步驟**1** 時，小腿肌肉會處於最收縮的狀態，步驟**2** 則是最伸展的狀態。這項運動的訣竅，就是儘可能地伸展與收縮。

1天
數次

14

髖關節伸展運動

提升耳力　放鬆耳朵　**排出大腦垃圾**　提升腦力

1　採取仰臥姿勢

躺在地墊或地毯上，採取仰臥姿勢並且彎曲雙膝。

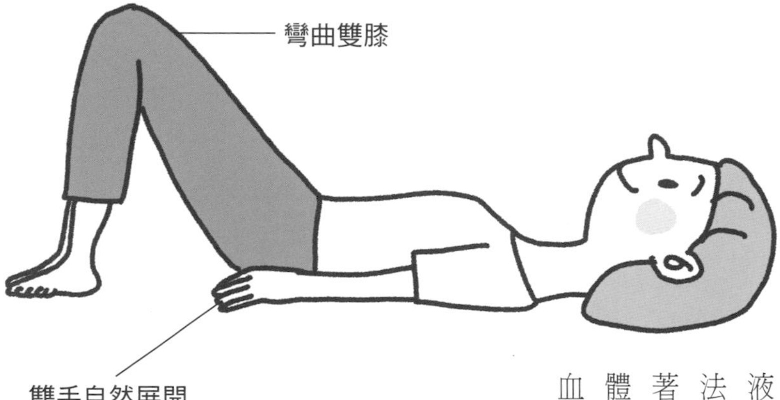

髖關節僵硬的人，其血液循環會變差，造成血液無法順暢流向上半身。只要躺著伸展髖關節，不僅能讓身體變得柔軟易活動，還能讓血液循環變得順暢。

POINT

做伸展操的訣竅就是花時間慢慢來。不要勉強自己用力伸展，利用雙腿本身的重量，慢慢地讓肌肉伸展開來。

2 貼合腳掌

彎曲膝蓋並輕輕張開雙腿，讓左右腳的腳掌貼合在一起。

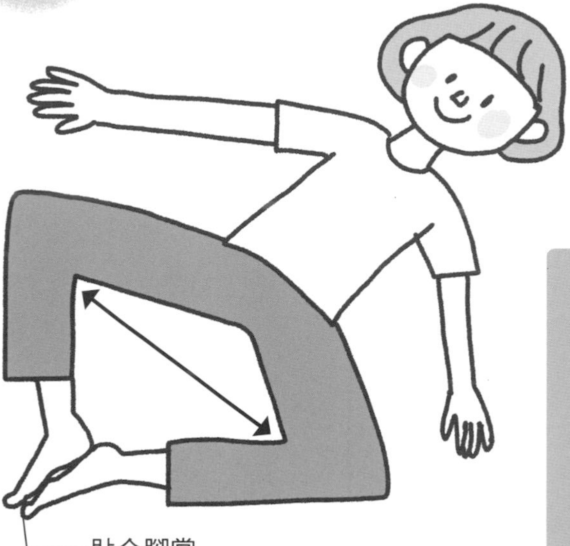

POINT

在步驟2 的狀態中，進行一次「4・4・4呼吸法」之後，再回到步驟1 進行一次「4・4・4呼吸法」。這兩個步驟為一個循環。

3 維持動作

儘可能讓雙膝碰到地面，同時以吸氣4秒、憋氣4秒、吐氣4秒的方式進行「4・4・4呼吸法（第142頁）」。

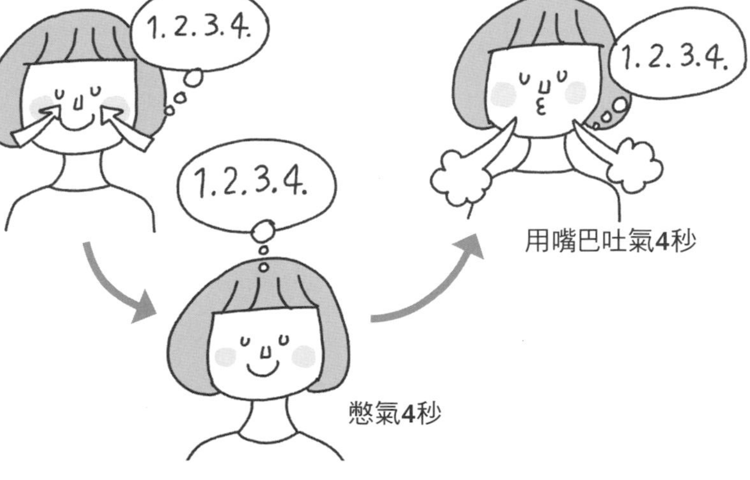

1天
3～5個循環

15

悄悄話訓練法

提升耳力　放鬆耳朵　排出大腦垃圾　提升腦力

1 小聲地說「昨天做過的事情」

臉朝向正面，只有雙眼移動朝向左上方，並且回憶「昨天做過的事情」。順序為從早到晚，儘可能詳細且小聲說出來。

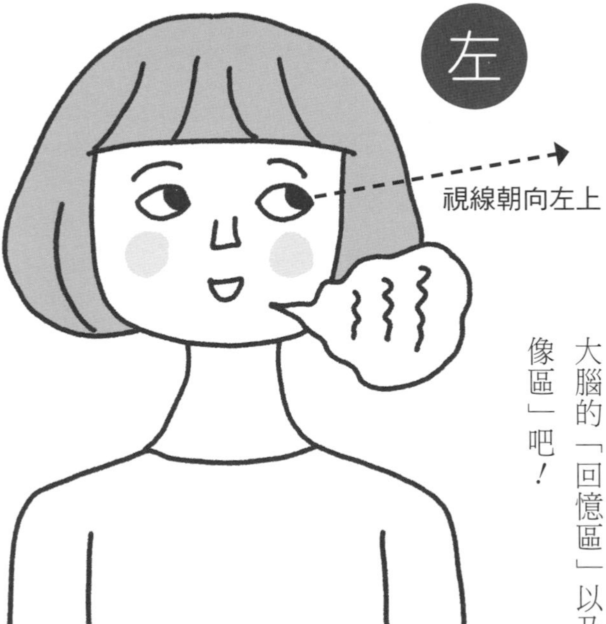

人在回憶過去時，視線通常朝向左上方，而在思考未來時則有朝向右上方的傾向。讓我們一起活動眼球，搭配發出聲音的方式來刺激大腦的「回憶區」以及「想像區」吧！

2 說出「明天要做的事情」

在只有雙眼朝向右上方的狀態下，說出「明天要做的事情」。這邊要說的內容不是非做不可的事情，而是小聲說出令自己感到開心的事情。

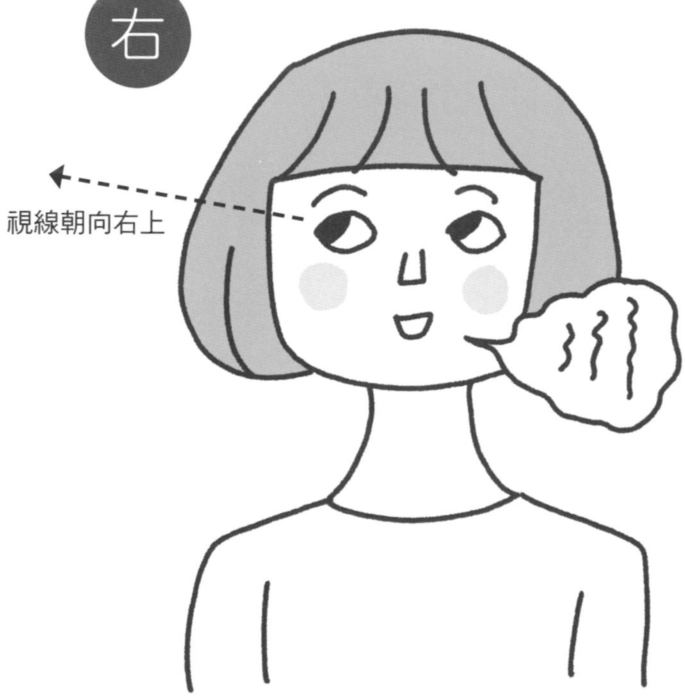

POINT

隨著重聽惡化，人說話的聲音就會變大。只要提醒自己用講悄悄話的方式小聲說話，就能活化大腦並提升聽力。

1天
1個循環

16

聽寫新聞訓練法

提升耳力 放鬆耳朵 排出大腦垃圾 提升腦力

1 收音機聽寫訓練

早上起床後，在打開電視之前先聽收音機。在聽到感興趣的新聞事件時，將該內容寫在筆記本。只要寫下「誰、什麼時候、在哪裡、發生何事」這些關鍵字即可。

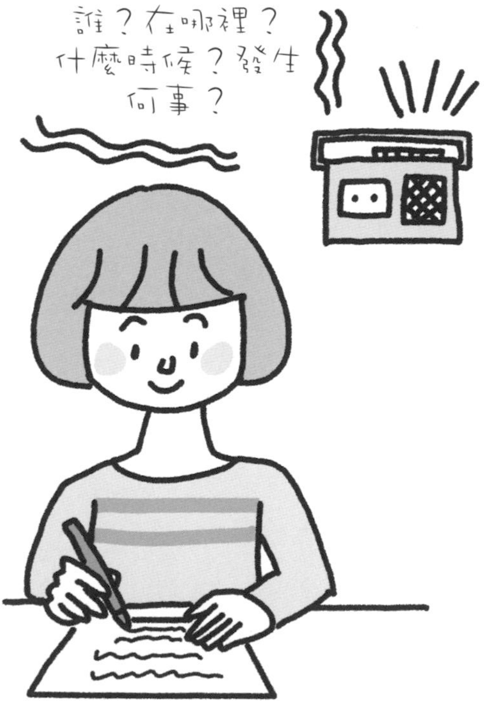

利用收音機與電視機，將每天的新聞內容反覆輸入大腦。在快要忘記的時候，只要再接觸一次，就可強化該訊息的記憶。這項訓練法的另一個優點，就是能夠同時活動雙眼與耳朵。

2 利用電視新聞進行複習

透過電視聽相同的新聞內容，同時比對記憶的內容。可以用自己的方式，簡略寫下聽到的內容。看電視時若覺得跟自己的記憶不太一致，便可透過這種複習的方式加強記憶。

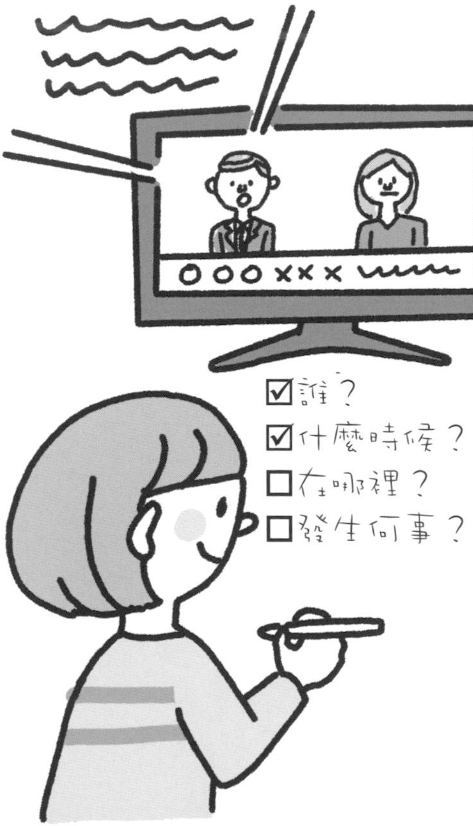

POINT

避免八卦新聞這種主觀性強的內容，應選擇「舉辦高峰會」、「股市上漲〇〇點」等傳遞事實的新聞。

1天
1則新聞

⑰

用想像力筆記電視的聲音

提升耳力　放鬆耳朵　排出大腦垃圾　**提升腦力**

1 坐在電視機前面

坐在電視機前，並且閉上雙眼。同時，想像著自己眼前有一個黑板大小的筆記本。

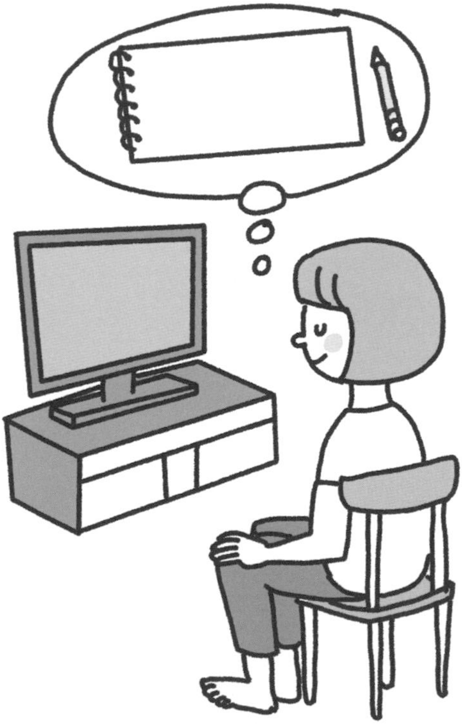

即使只是在腦海中想像文字，也能促使手寫文字時所用的大腦區域活動。讓腦海中的文字視覺與電視機的聲音連結，強化文字與影像的記憶連結吧！

2 在空中寫下聽見的內容

用手指在空中寫字，記下電視機傳來的聲音內容。相較於講不停的新聞內容而言，建議利用台詞之間有間隔的連續劇。

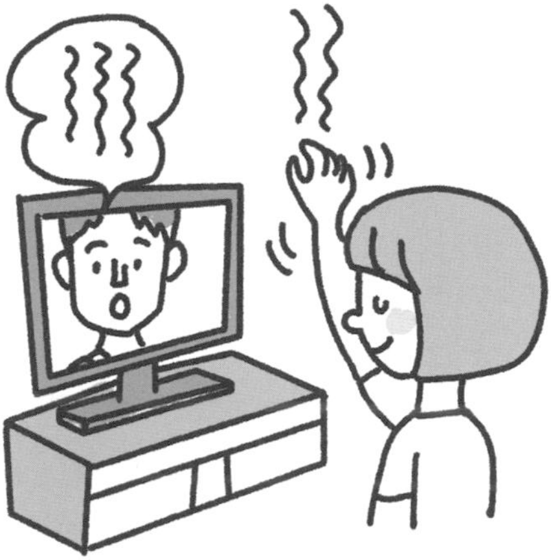

3 在腦海中想像文字

若是寫字的速度跟不上聲音，就在腦海中想像台詞的文字。無論是自己寫的字、印刷文字、漫畫風文字都可以，字體可自由發揮想像。

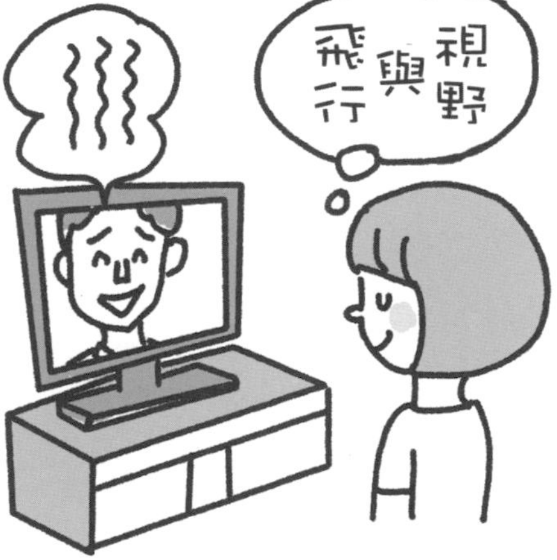

POINT

不要勉強自己過於快速寫字，在追不上聲音的速度時，就立即在腦海裡切換內容。不妨可以切換成「嘩啦」或是「咚咚咚」等簡單的擬聲詞。

1天

10分鐘

18

雜音環境下的文字接龍

2 人以上

提升耳力　放鬆耳朵　排出大腦垃圾　提升腦力

1 在電車或公園的板凳上面對面坐著

在吵鬧的地方面對面坐著。

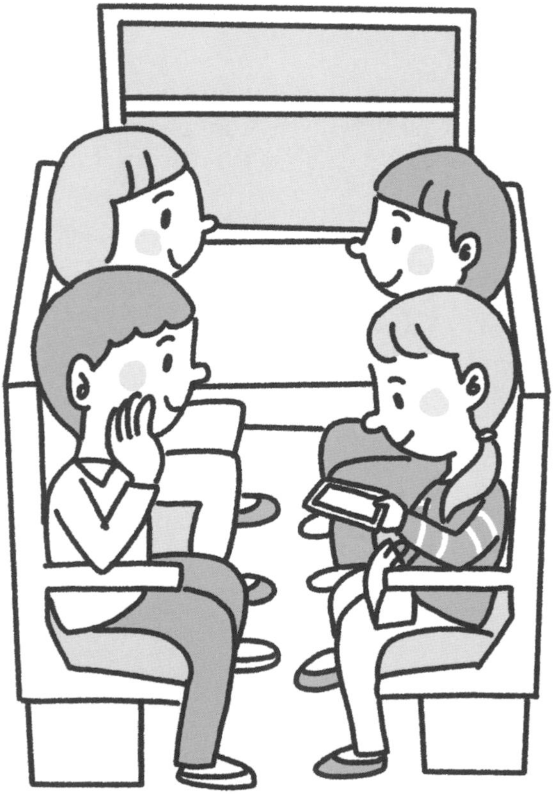

POINT

跟朋友或伴侶在散步時，可透過文字接龍的方式有效進行訓練。

在溝通過程中，約有七成的訊息來自於耳朵，另外三成則是來自於雙眼。對於聽力變差的人而言，活用雙眼獲取資訊的能力相當重要。透過這項解讀對方口型與表情的訓練，有助於快速提升溝通能力。

2 進行文字接龍遊戲

不需要提高講話的音量，在確實觀察對方口型的狀態下，邊聽聲音邊進行文字接龍的遊戲。

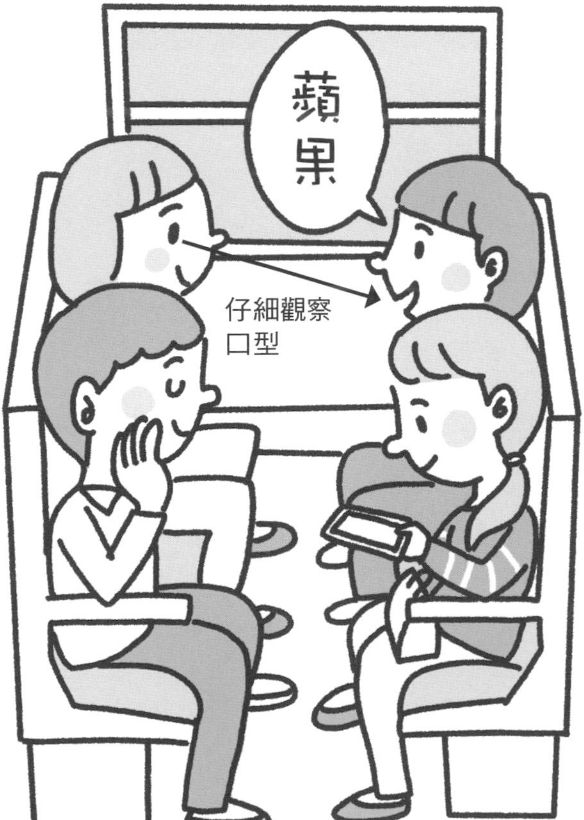

POINT

切記雙方都要清楚地展現口型。搭配豐富的表情說話，是這項訓練法的重點。

1天
5分鐘

19

複誦訓練法

提升耳力　放鬆耳朵　排出大腦垃圾　提升腦力

1 看英文或中文的教學節目

建議在示範發音之後，自己也跟著發出聲音練習。

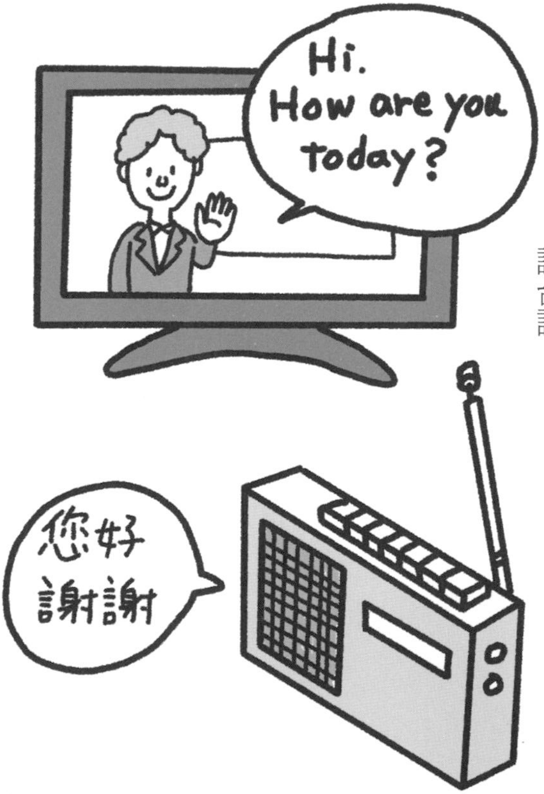

利用電視或收音機的語言教學節目，針對耳朵與大腦進行訓練。發出聲音說話的動作，能活化大腦機能。若對教學節目沒興趣，複誦連續劇的台詞也ＯＫ。這時候，最好的方式就是以角色扮演的方式，模仿該角色複誦台詞。

2 複誦練習

聆聽節目的示範內容並且複誦。

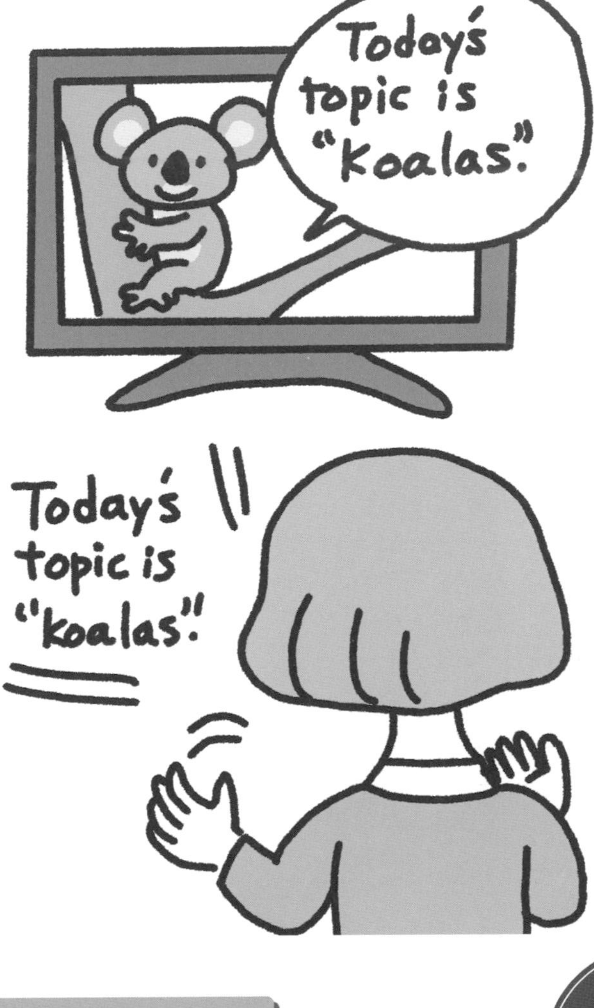

Today's topic is "koalas."
Today's topic is "koalas."

POINT

習慣之後，可搭配外語字幕，嘗試挑戰歐美影集或電影的台詞。

1天
5分鐘

20

朗讀報紙訓練法

提升耳力　放鬆耳朵　排出大腦垃圾　提升腦力

1 選擇想朗讀的報導

小說這類具有故事性的內容最適合。另外，也能選擇自己感興趣的主題報導。

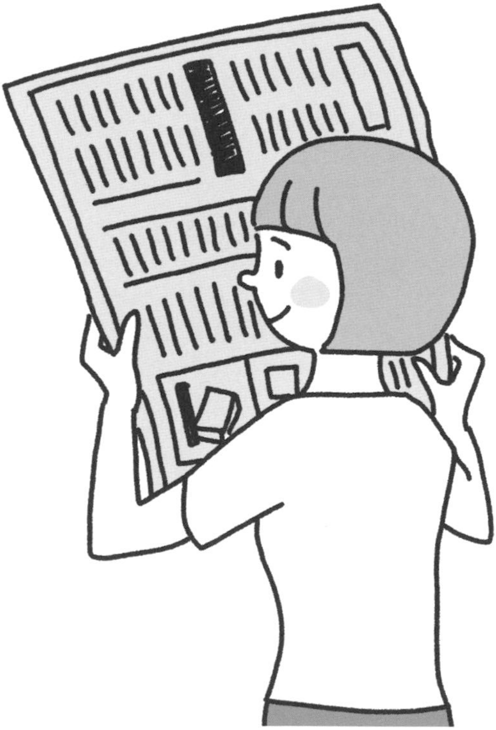

從報紙中挑選出自己想朗讀的報導，並且朗讀給別人聽。若沒人可以協助練習，就透過爽朗的音調並帶著豐富的情感，慢慢地清楚朗誦給自己聽。讓我們利用這項訓練法，來活化大腦的緣上回和角回吧！

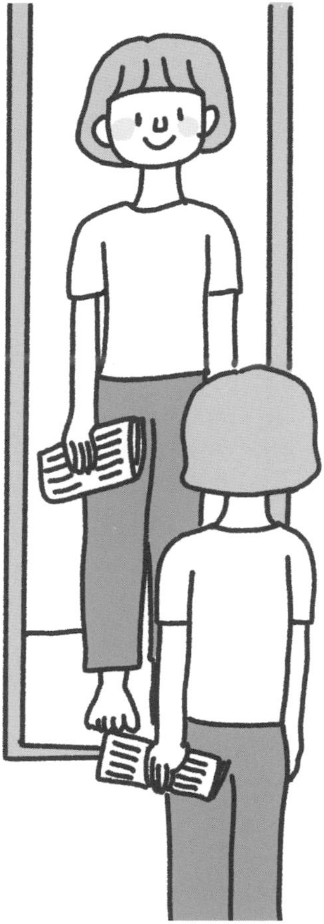

2 摺疊報紙並拿在手上

將報紙摺疊至可以閱讀的內容，並且站在鏡子前方以單手拿著。

POINT

在閱讀報導內容時，請以鼻子吸氣，並且在發出聲音朗讀內容時吐氣。

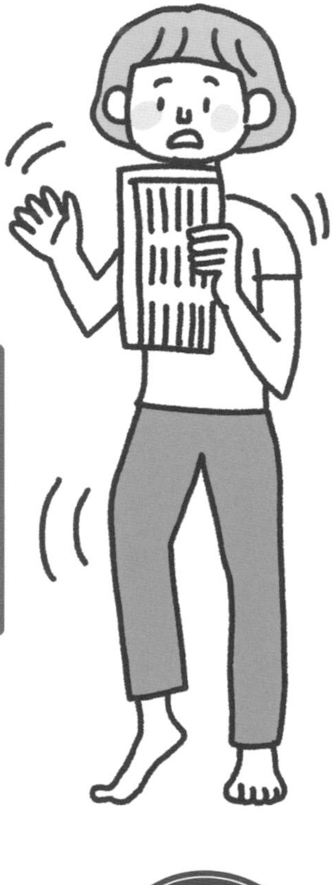

3 朗讀報紙

想像自己是個正在辯論的律師，帶有感情地朗讀報紙內容。

POINT

「社論」等融入個人情感所寫的報導，是比較容易帶入感情的題材。

1天

5分鐘

專欄②

動物也有「語言」

「您好，早安。」要說完這句話，大約需要1～2秒的時間。

物種上與黑猩猩相當接近的倭黑猩猩，會以極快的速度相互打招呼。換句話說，倭黑猩猩會以人類聽不見的速度進行溝通。

據說，透過專用儀器來拉長分析倭黑猩猩在0.1秒所發出的聲音後，可轉譯成接近「您好，早安」的訊息。

相對之下，人類所使用的語言速度較慢，但變化卻較多，擁有數百種語言及數萬個字彙。另一方面，倭黑猩猩只靠27個字彙以及20～30種肢體語言，就可確實與同伴進行溝通。

另外，倭黑猩猩和貓狗一樣，也能理解人類的語言。許多人都認為，貓對人類總是表現出不理不睬的態度，但貓確實有一套理解人類語言的方式。

無論人類或動物，一樣都擁有「透過聲音與視覺來進行理解、判斷」的大腦能力。

訓練計畫

接下來請各位搭配失智症預備軍自我檢測表（P.30），從我們介紹的二十種訓練法當中，搭配出專屬自己的訓練計畫。可針對自身較需要強化的項目，每天進行加強訓練。

基本

一開始先調整姿勢與耳朵狀態

4・4・4呼吸法法 142頁

用鼻子吸氣4秒、憋氣4秒、用嘴巴吐氣4秒

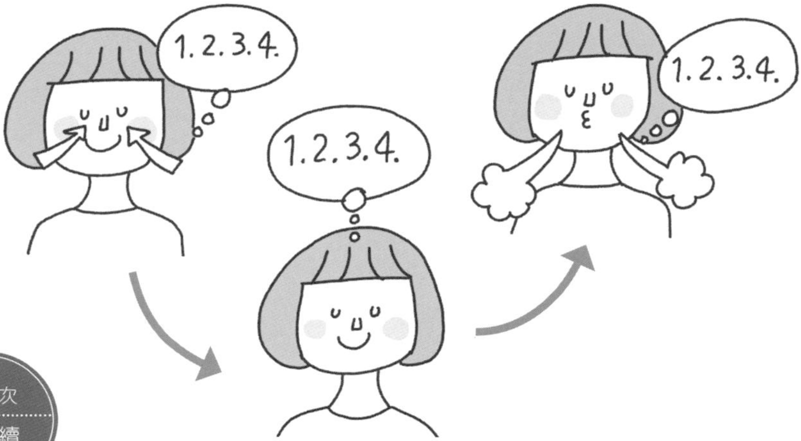

15次
約持續3分鐘

為預防失智症，最重要的是維持清晰的聽力，或是改善聽不清楚的問題。使用耳塞保護耳朵不受噪音傷害的作法固然重要，但本書所介紹的按摩法及訓練法能提升耳朵及大腦的血液循環，也能透過鍛鍊鐙骨肌的方式來鍛鍊「聽力」，所以也相當重要。一開始，請各位先來調節耳朵狀態吧！

①清晨開耳訓練法 80頁

站在能被風吹拂的地方，輕閉雙眼並喚醒聽力。

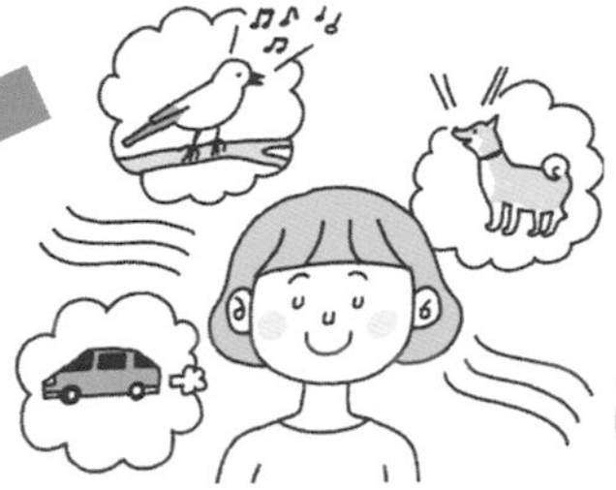

1天 1次

②拉耳運動 82頁

坐在椅子上，用左手捏住右耳，並往正上方拉。

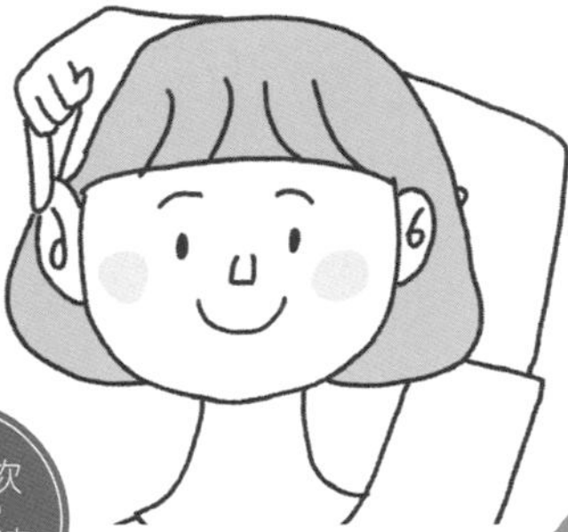

左右各1次 1天3~5次

③耳穴道按摩 84頁

在按摩整個耳朵之後，再按壓耳珠、耳垂及神門穴。

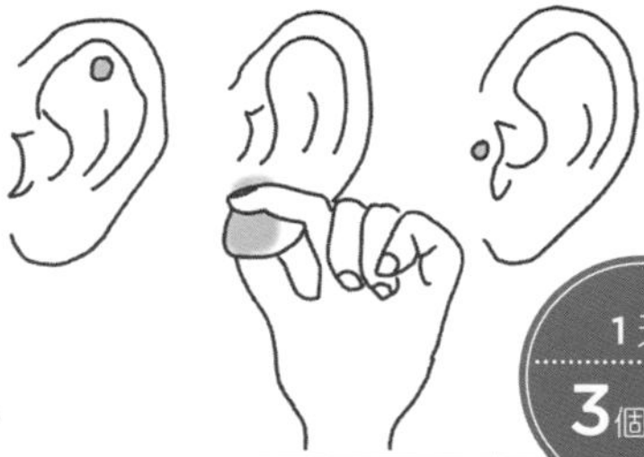

1天 3個循環

④放鬆胸鎖乳突肌 86頁

在捏住胸鎖乳突肌並往上按捏之後，再用雙手按壓胸鎖乳突肌。

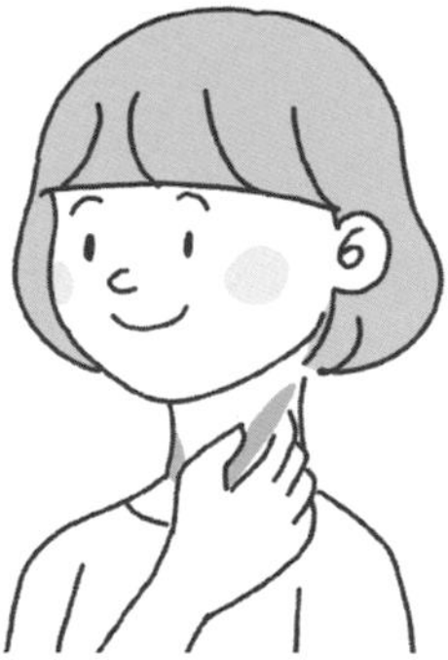

1天 3~5個循環

⑤放鬆顳肌 88頁

從左右兩側的太陽穴，用雙手沿著耳朵上端，按壓至耳後的髮際線。

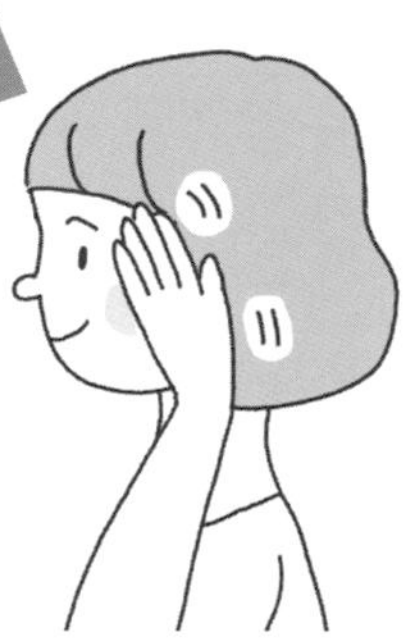

1天 3個循環

預防及改善健忘

增加大腦血流量，提升記憶力與認知能力！

⑪料理節目遊戲 100頁

100頁

發出聲音說明食材及順序，同時進行烹調動作。

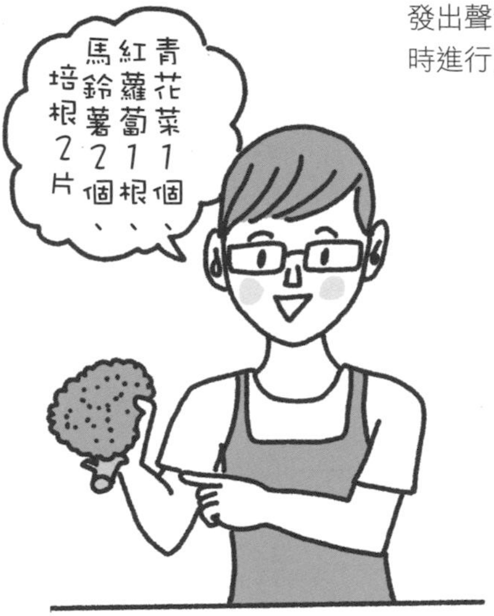

1道菜

健忘的基本因應對策，就是有前後順序的思考。另外，讓大腦血液循環維持良好，也是相當重要的一件事。一邊說話一邊動作，或是聽聲音同時寫字等訓練，都能讓我們同時活用數種感官能力，並有效提升記憶力和認知能力。在改善大腦血流量方面，可利用鍛鍊小腿的運動，強化促進血液循環的幫浦作用。在完成一項訓練法後，可利用「4・4・4呼吸法」來讓自己放鬆舒緩後，再進行下一個訓練法。

⑫腳跟上下運動 102頁

雙腳輪流小幅度地快速抬高與放下腳跟。

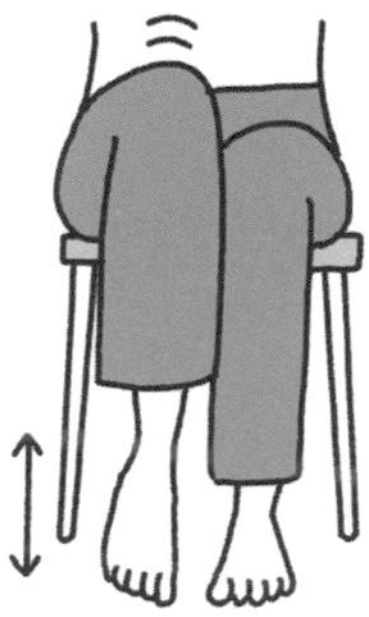

1天
3個循環

⑬坐著走路運動 104頁

像走路般左右腳交互抬高與放下腳跟，最後再伸展腳底。

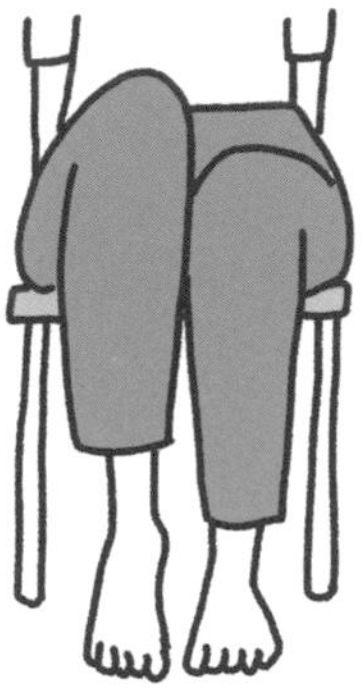

1天
幾次都OK

⑭髖關節伸展運動 106頁

採仰臥姿勢躺著，並將雙腳腳掌貼合地伸展髖關節。

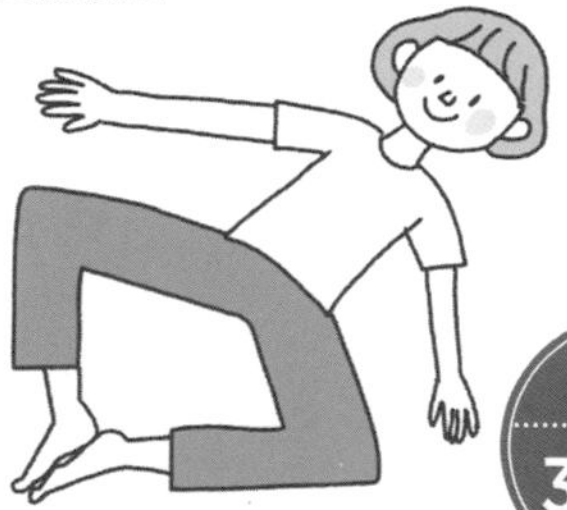

1天
3~5個循環

⑮悄悄話訓練法 108頁

朝左上方看時，小聲說出昨天做過的事情；朝右上方看時，小聲說出明天要做的事情。

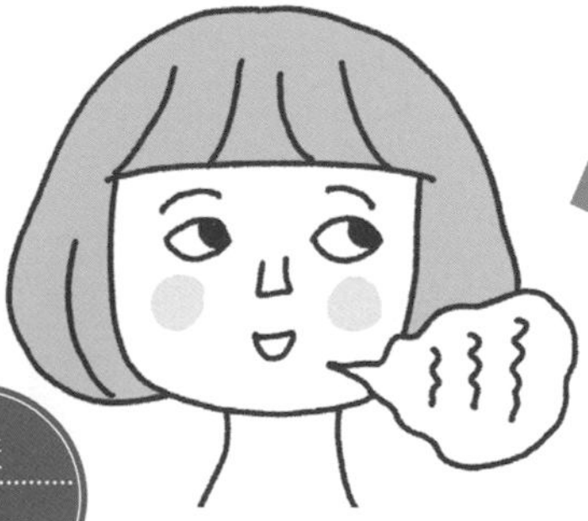

1天
1個循環

⑯聽寫新聞訓練法 110頁

利用收音機練習聽寫新聞，再透過電視複習新聞內容。

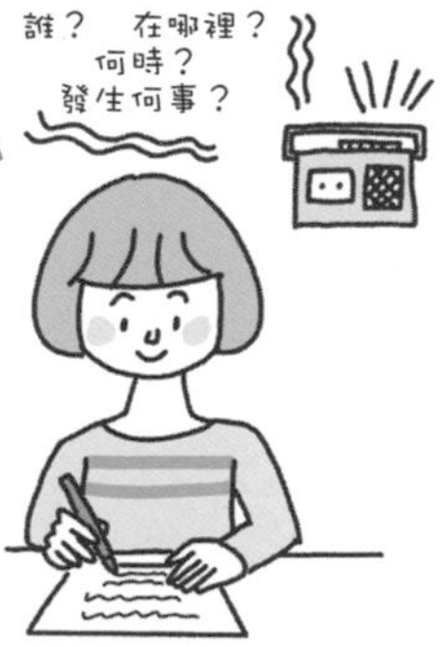

1天
1篇報導

預防及改善抑鬱型重聽

提升忽略雜音的能力與幸福賀爾蒙濃度，讓心情變好

⑦微笑&大笑訓練 92頁

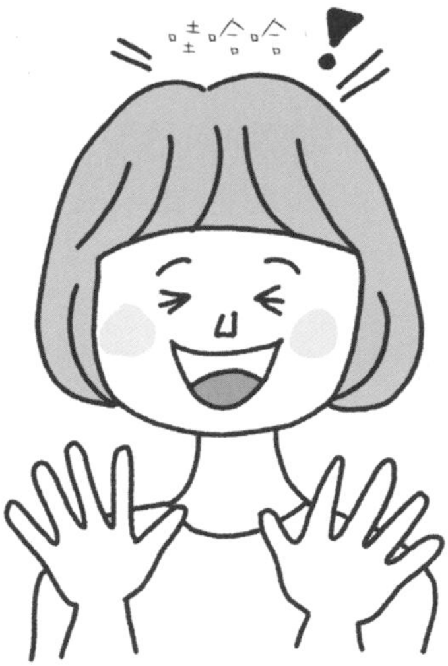

張開雙手，並發出聲音「哇哈哈」地大笑。

1天 2個循環

溝通不足是造成心情鬱悶的最大主因，而聽力正是溝通時最不可或缺的能力。在這項訓練計畫當中，我們會透過摀住耳朵，以及重新認識心跳與血管內血液流動聲等自身內部聲音的方式，來提升自己忽略雜音的能力，如此一來就能更容易聽見需要的聲音。

此外，刻意的笑容與哼歌等動作，可讓大腦充滿著幸福賀爾蒙。就讓我們一起來改善心情鬱悶的問題吧！

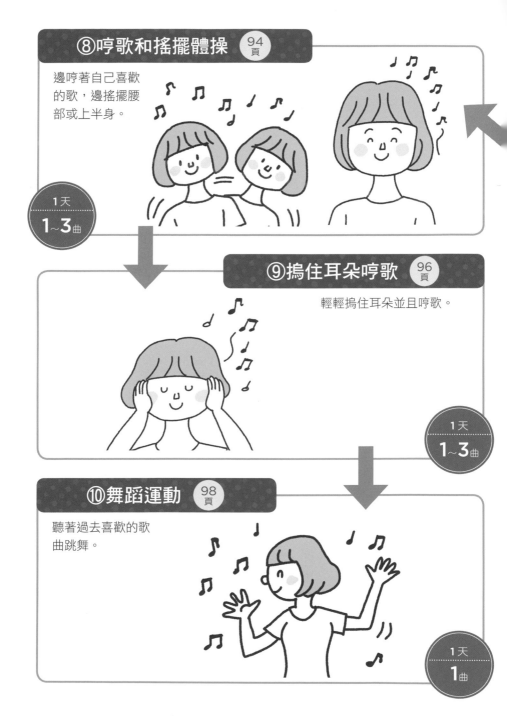

⑧哼歌和搖擺體操 94頁

邊哼著自己喜歡的歌，邊搖擺腰部或上半身。

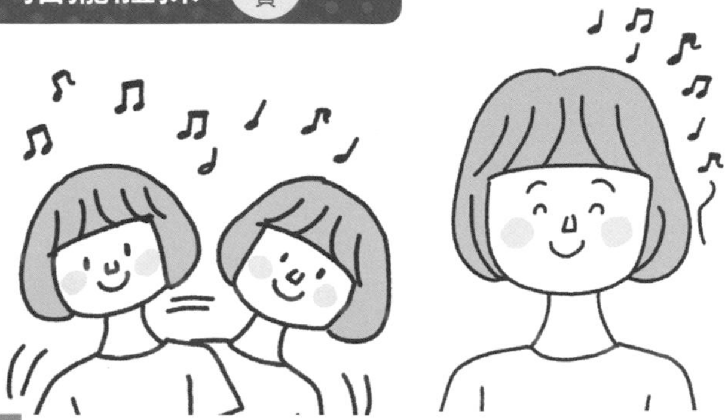

1天
1~3曲

⑨摀住耳朵哼歌 96頁

輕輕摀住耳朵並且哼歌。

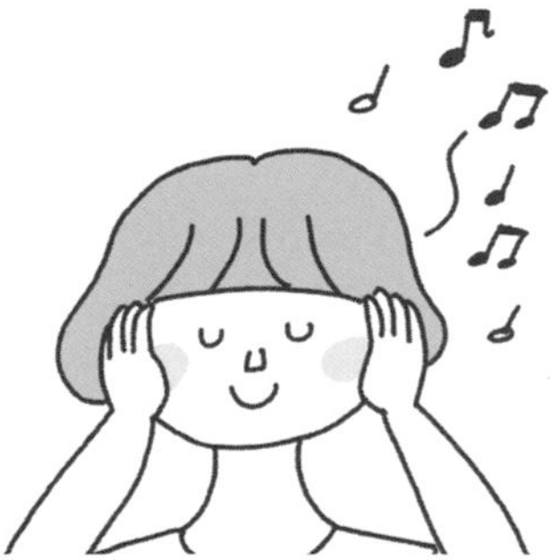

1天
1~3曲

⑩舞蹈運動 98頁

聽著過去喜歡的歌曲跳舞。

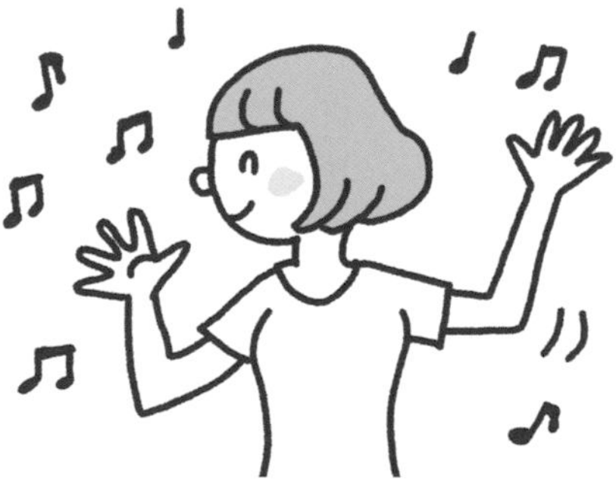

1天
1曲

預防及改善噪音型重聽

透過鍛鍊鐙骨肌來改善聽力！

⑰用想像力筆記電視的聲音 112頁

在空中聽寫電視傳來的聲音內容，或者是在腦海裡想像著對應聲音內容的文字。

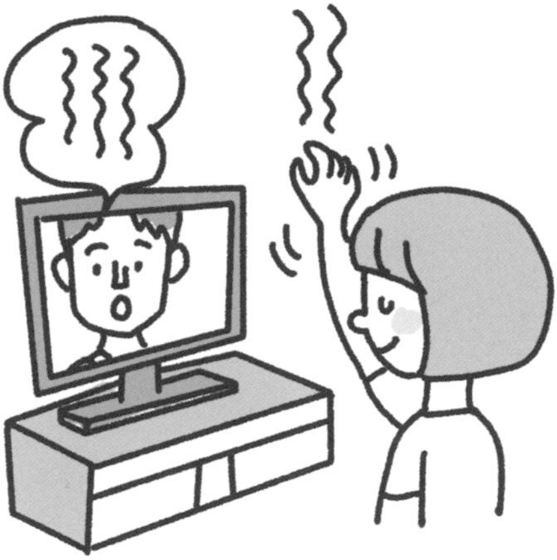

1天 10分鐘

在日常生活中，我們身邊充滿著噪音。在地鐵月台或電車車廂內等噪音超過八十五分貝的環境中，最重要的是利用耳塞保護耳朵。

暴露在大音量當中，會對耳朵的毛細胞及鐙骨肌造成損傷。雖然毛細胞一旦受損衰退，就無法恢復原狀，但鐙骨肌卻能加以鍛鍊。讓我們透過這項訓練計畫伸展鐙骨肌，找回原有的聽力狀態吧！

⑱雜音環境下的文字接龍 114頁

在電車中或公園等地方，邊強調說話的口型，邊進行文字接龍遊戲。

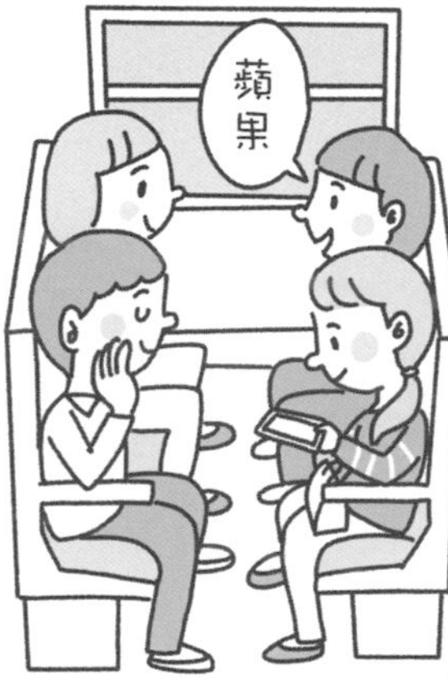
蘋果

1天
5分鐘

⑲複誦訓練法 116頁

單手拿著報紙，帶著豐富的表情與肢體動作朗讀報紙。

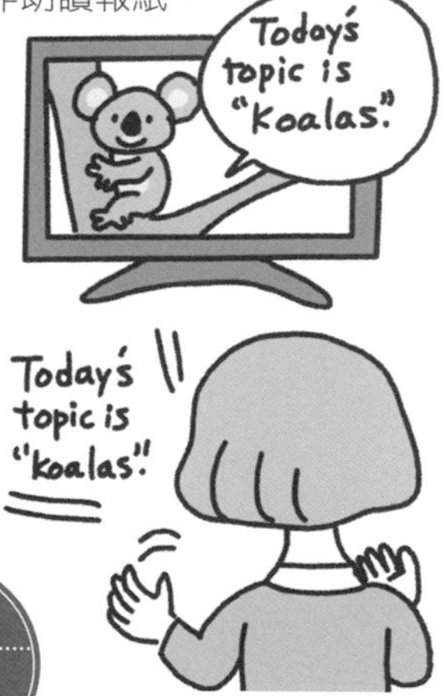
Today's topic is "koalas."
Today's topic is "koalas."

1天
5分鐘

⑳朗讀報紙訓練法 118頁

複誦外語教學節目練習複誦。

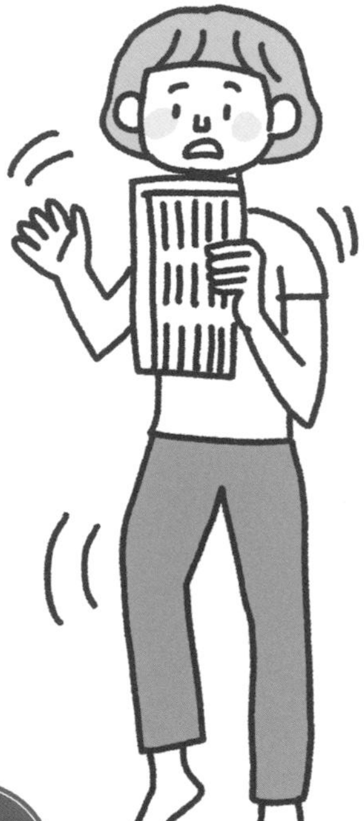

1天
5分鐘

預防及改善生活習慣型重聽

鍛鍊下肢肌肉，改善大腦及耳朵的血液循環！

⑥拉近毛巾運動

90頁

將毛巾鋪在腳邊，並用腳趾將毛巾往自己的方向拉近。

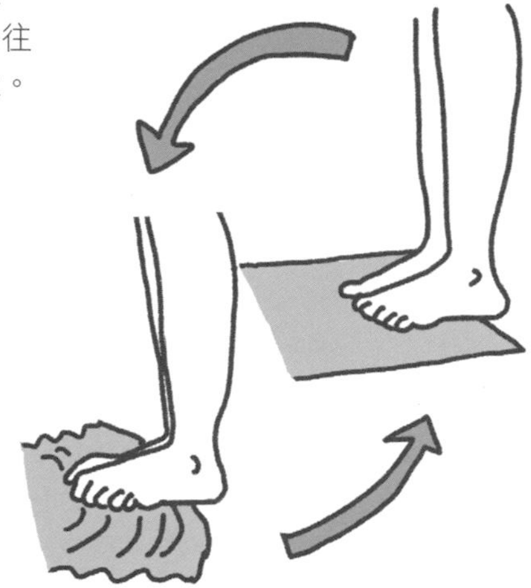

1日 2循環

若要預防生活習慣病，一天必須要走八千～一萬二千步才行。這個數字所代表的意義，是小腿肌肉反覆伸縮的次數。在這項訓練計畫協助下，儘管沒有出門或跑步機，也能獲得相同的效果。在無法走滿八千步，或是外頭下雨時，可利用這項訓練，讓自己在家中也能確保一天所需的運動量。

⑧哼歌和搖擺體操 94頁

邊哼著自己喜歡的歌，邊搖擺腰部或上半身。

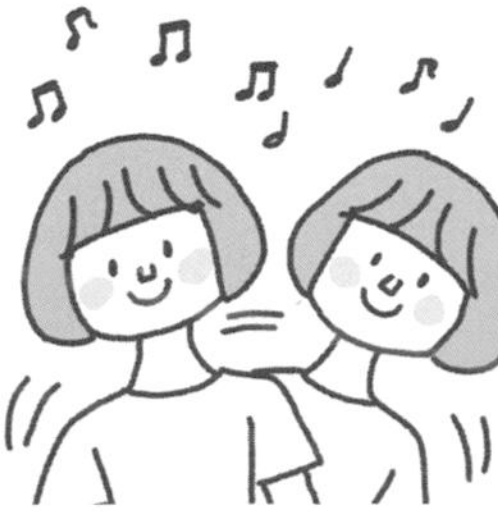

1天
1~3曲

⑩舞蹈運動 98頁

聽著過去喜歡的歌曲跳舞。

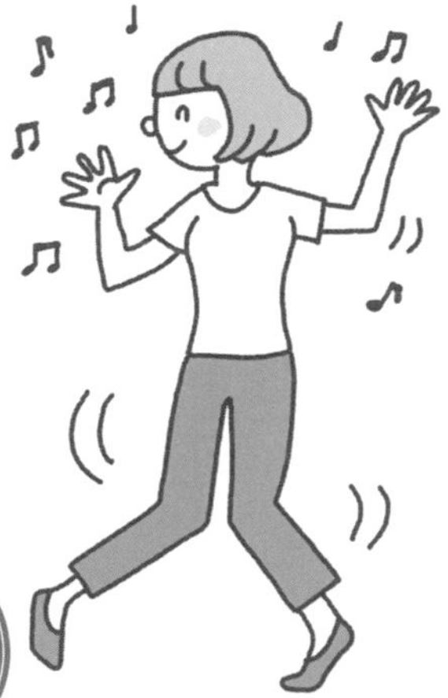

1日
1曲

⑫腳跟上下運動 102頁

雙腳輪流小幅度地快速抬高與放下腳跟。

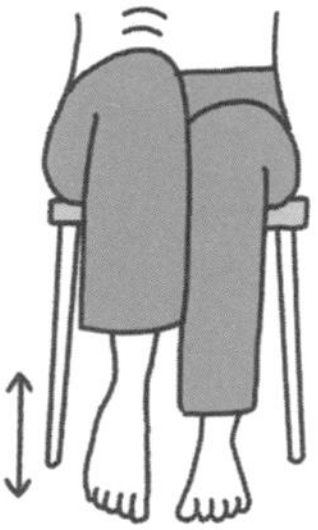

1日
3個循環

⑬坐著走路運動 104頁

像走路般左右腳交互抬高與放下腳跟，最後再伸展腳底。

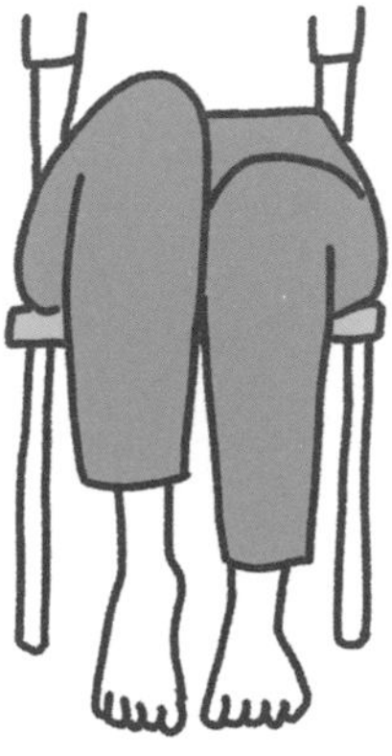

1日
幾次都OK

⑭髖關節伸展運動 106頁

採仰臥姿勢躺著，並將雙腳腳掌貼合地伸展髖關節。

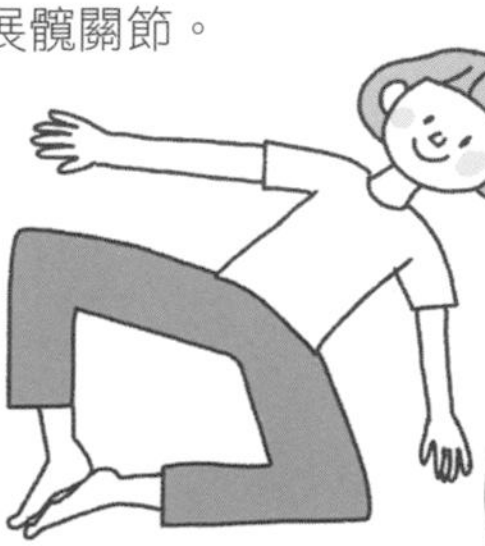

1天
3~5個循環

專欄③

早起和熬夜，哪一個對耳朵健康有益？

對耳朵健康而言，建議每天都能找個時間開耳。

最適合喚醒耳朵的時間，就是「清晨」。四處偶爾傳來的車聲、鳥叫聲，以及人們所發出的聲響……相當推薦各位好好利用這樣的時間。各位不妨搭配訓練法中「清晨開耳訓練法」，在清晨的時候到外頭散步。

有些人可能會認為，「同樣是『安靜』的環境，那深夜應該也行吧？」其實這是錯誤的認知。

清晨是「從安靜的狀態慢慢變熱鬧」，而深夜則是「從吵鬧的狀態慢慢變安靜」。在深夜時分，戶外的聲音會慢慢消失，所以人們的注意力會開始轉移到自己身上。因此，大腦往往會促使我們對聲音變得敏感，使我們聽見心跳聲及耳鳴聲這些聲音。

即便都是「安靜的時間」，清晨絕對是有益耳朵健康的最佳時段。

4章

如何保護
要使用一輩子的
「耳朵」和「大腦」

嚴禁壓力造成「自我封閉」

最大的祕訣在於不要讓大腦閒置

如同前述，耳朵和大腦都與「心理狀態」有密切關係。其中特別值得注意的重點，在於耳朵相關的壓力。在重聽初期階段，患者會感到不安。在對話總是牛頭不對馬嘴的情況下，患者與朋友及家人的人際關係會出現摩擦，甚至有些患者因此封閉自我。當患者難以透過聽覺獲取訊息時，若再加上生活整體過於單調，那麼大腦所受到的刺激就會銳減。我們必須從這個階段，就預防患者持續惡化而罹患失智症。

即便沒有重聽，也不能過於輕忽。

對於男性而言，退休年齡是最該注意的階段。在該階段中，工作上的主導權已經轉移至下個世代，許多男性會因為自己已經沒有發揮的空間而感到無力。原本在職場上愈是活躍的男性，感受到的落差會愈大。過去耗費許多時間在工作上的人，退休後會愈找不到事情可做，造成自己的生活陷入沒有活力與刺激的窘境當中。

退休後不應該過著封閉自我的日子，而是要抱持著「退而不休」的想法不與社會脫節。事實上，為人服務的精神是能幫助我們維持認知機能的「良藥」。

對於女性而言，老公退休也是壓力出現的時間點。原本老公上班時，自己可以運用時間做自己喜歡的事，但老公退休後卻要忙著準備午餐等雜事，因此往往會有一種自由遭受剝奪的感覺。

然而，女性在這時候不應該為了老公而放棄自己的興趣及朋友圈，而是「嘗試邀請老公一起去看電影」之類，讓老公也能一起參與自己的興趣。

另外，回憶起戀愛時的情景，以及牽手一起散步的親近感，都有助於提升溝通密度。只要相互貼近距離與對話，就能減少聽錯對方說話內容的問題發生，而牽手一起散步，正是最恰到好處的距離。

智慧型手機優於市內電話，視訊通話優於語音通話

能看見對方的臉，就可補足聽力衰退的問題

說到溝通，「電話」可說是相當重要的溝通工具。

對於獨居者，或是子孫住在遠方的老夫婦來說，透過電話閒聊近況是最令人感到開心的時光。

隨著重聽問題變嚴重，相較於雜訊較多的市內電話而言，智慧型手機本身的雜訊少通話品質佳，因此智慧型手機能幫助我們聽得更清楚。

若是覺得智慧型手機的聽筒聽不清楚，不妨可以搭配耳機進行通話。在阻隔環境中的雜音之後，相信能夠聽得更清楚。

另一方面，視訊通話也是不錯的選擇。透過觀察對方的表情及口型，我們可以獲得更多的訊息量，因此更容易理解對方想表達的內容。

事實上，人類在進行溝通時，本來就無法只靠聽覺就完全理解對方想表達的內容。一般來說，來自聲音的訊息占七成，而剩下的三成是透過口型進行判斷。

因此在討論重要的事情時，我們總是見面談，而不是透過電話。畢竟當面討論時可以看見對方的表情，如此一來才能清楚傳達彼此的想法。

在實踐過110頁介紹的「聽寫新聞訓練法」之後，相信各位都可以清楚感受到，電視新聞能比收音機更加詳細地讓我們理解報導內容。

當我們知道對方也能透過手機看到自己時，我們自然會想讓自己的髮型與妝感更好看一些。其實這樣的想法，能讓我們變得更積極，而且讓日常生活變得更有活力。另一方面，視訊通話也能用來應對電話詐欺的問題。

像配戴眼鏡一樣選擇適合的助聽器

只要補足聽不見的範圍，就能守護大腦的健康

如果覺得使用智慧型手機講電話不太方便，而開始使用耳機時，其實就代表重聽的問題已經存在了。雜音環境中聽不清楚，正是隱性重聽的警訊。

聽力衰退之下，會使人無法在有雜音的環境下聽清楚別人說話。助聽器並不是單純只是讓聲音變大聲的機器，其主要有兩種功能。一個是「降噪」，另一個則是「強化聲音的抑揚頓挫」。

簡單地說，助聽器能去除不必要的聲音，同時傳遞需要的聲音，藉此幫助我們保護耳朵。

如同我一開始所提，聽不清楚而模糊不明的溝通模式持續久了之後，就可能會引發失智症。

即便是輕症，40歲以後經常會錯意或聽錯別人說話內容的人，都應該積極考慮利用助聽器來協助維持聽力健康。

讀到這邊，相信有人會不禁想問：「耳朵不好也會對大腦產生不良影響，那視力呢？」沒錯，視力衰退同樣也會提升罹患失智症的風險。

視力衰退所帶來的影響不大，是因為近視的人通常會配戴眼鏡。

甚至眼睛一旦老花了，人們就會立刻配一副老花眼鏡。正因如此，視力衰退對於大腦劣化的影響，才沒有像聽力衰退來得那麼嚴重。

因此，相當建議各位能像配戴眼鏡一樣，必要時請務必選擇適合自己的助聽器。

笑能招福

聽力的萬能小幫手，一起提升鐙骨肌的活力吧！

鐙骨肌位於鼓膜深處，是人體最小的肌肉組織。這一條僅有米粒大小的肌肉，對於耳朵與大腦的健康上，扮演著相當重要的角色。

鐙骨肌能夠幫助我們捕捉聲音的抑揚頓挫和韻律。一旦鐙骨肌變得僵硬，我們將會難以辨識他人字句上的真實含意，甚至無法感受到音樂的多樣變化。

最重要的是，鐙骨肌能夠保護耳朵，防止巨大聲響造成毛細胞損傷。因此，我們必須盡量讓鐙骨肌放鬆，藉此隨時守護耳朵的健康。

對於這個萬能的鐙骨肌，究竟該怎麼做才能維持它的柔軟性呢？

其中一個方法，就是「笑」。在吃到美味的食物時、看見可愛的動物時，以及看見有趣的畫面時，我們總是會不自覺地笑出來，而這個動作就能放鬆鐙骨肌。

有人可能會擔心，「如果沒有心情笑怎麼辦？假笑應該沒有用吧？」

這一點請別擔心，因為假笑所活動的隨意肌，會連帶影響不隨意肌，因此具備相同的放鬆效果。建議各位可以經常實踐第92頁的「微笑和大笑」的訓練，讓隨意肌變得更有活力吧！

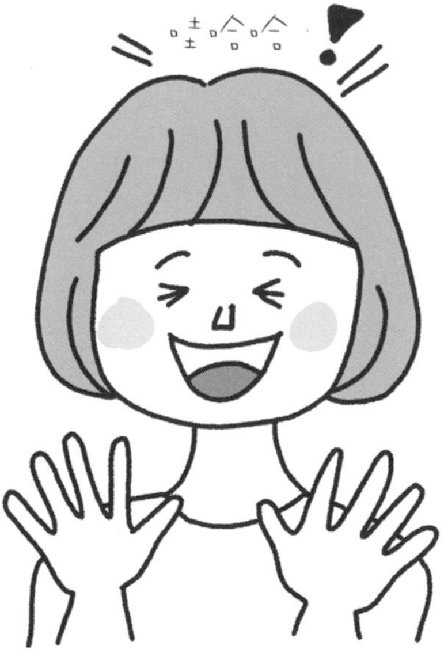

運用「4・4・4呼吸法」去除自由基

恢復血管健康的簡單習慣

〈4・4・4呼吸法〉

- 像是併攏肩胛骨般地挺胸
- 挺直背部，不可駝背

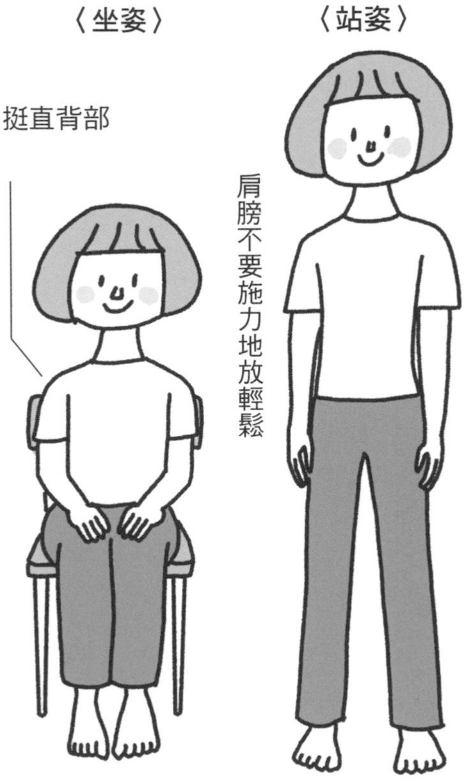

〈坐姿〉

- 建議選擇坐著的時候，大腿能與地面平行的椅子。
- 採骨盆稍微往前傾的舒服姿勢，並且挺直背部。

〈站姿〉

- 雙腳打開與肩同寬。

1

在心中默數「1、2、3、4」，同時用鼻子吸氣。

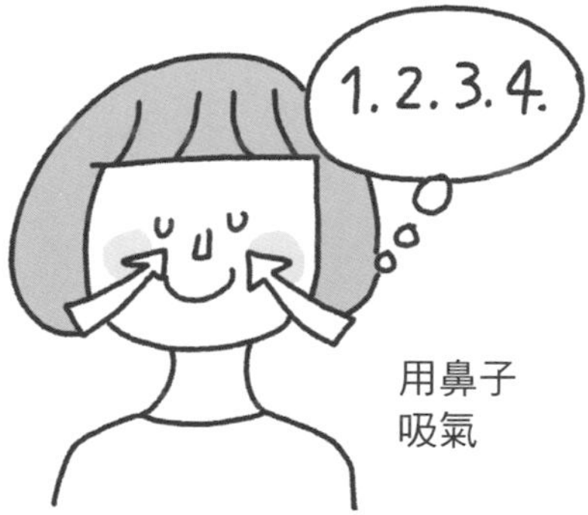

2

停止呼吸，並在心中默數「1、2、3、4」。

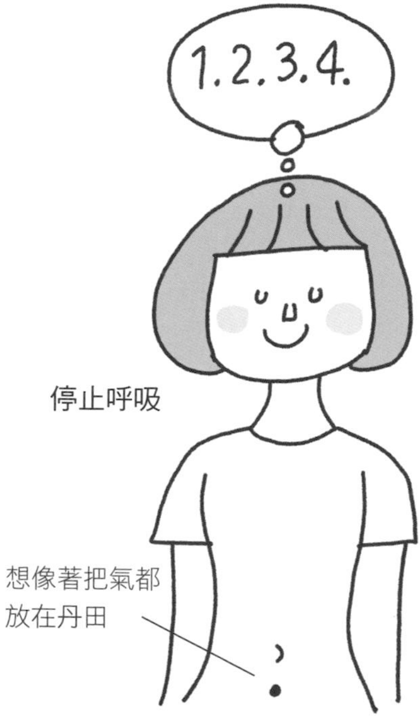

POINT

在停止呼吸時，想像把氣放在肚臍下方（丹田）的位置上。

3

在心中默數「1、2、3、4」，同時用嘴巴吐氣。

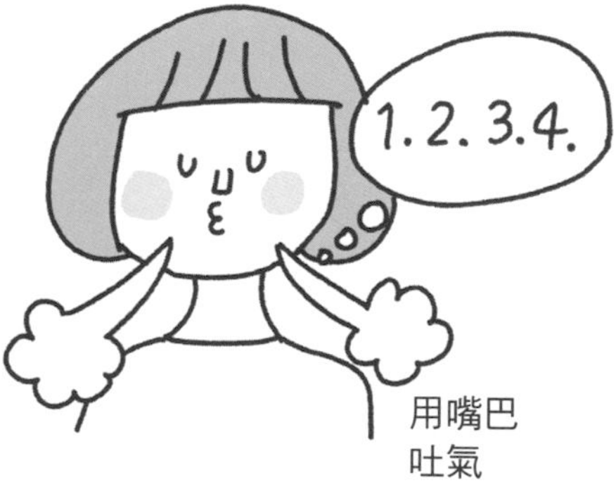

步驟
1～3做**15**次

大約持續**3**分鐘

血管一旦受損，耳朵及大腦也會受到不良影響，而造成血管受損的主要原因是自由基。

人體產生自由基的原因之一，就是身體當中堆積過多的氧氣。

經常感到壓力的現代人，經常會不自覺地用嘴巴呼吸。非經由鼻子吸入體內的氧氣會變成自由基，並且提升血管本身所承受的壓力。

當我們用鼻子緩緩吸氣時，鼻黏膜會產生一氧化氮。因此，只要用鼻子呼吸，就能分解體內的自由基，藉此舒緩血管的壓力。

由於一氧化氮具備促使血管擴張的作用，因此透過「4・4・4呼吸法」不只能夠降低血壓，還能發揮放鬆心情的作用。

自古以來，瑜珈大師都是相當重視呼吸法的。在沉思搭配原理複雜的呼吸之下，瑜珈大師們才得以進入終極的冥想狀態。

然而，近年來的研究發現，只要一邊數著「一、二、三、四」，一邊慢慢呼吸的話，任何人都能獲得同等於瑜珈大師的冥想效果。如此簡單的呼吸法，讓一般人也能輕鬆活用。

美國有一項腦神經相關的研究結果也發現，「從一數到四的同時慢慢呼吸，能發揮同等於冥想的效果」。

其實重點就是在心中默數的時候，大腦會暫時不去思考過多的事情。雜念與煩惱會使我們的前額葉腦容量滿載，如此一來大腦就會變得不靈光，判斷力也會變得遲鈍，甚至可能使人罹患憂鬱症或失智症。

建議各位能一邊數著「一、二、三、四」，一邊將注意力集中在呼吸上，幫助自己摒除所有雜念。只要在睡前做這項訓練，相信一定能睡得香甜。

對於老是戒菸失敗的人來說，該呼吸法也有不錯的效果。當你菸癮犯的時候，請先在心中數著「一、二、三、四」，嘗試運用這項呼吸法。只要將注意力放在呼吸上，持續進行十五次＝三分鐘的時間，就能一掃煩悶的情緒，藉此抑制想抽菸的慾望。

最重要的是，用嘴巴吸菸，會造成血管壓力大增，這對身體健康一點好處都沒有。

透過「保護耳朵」來舒緩做家事時帶來的壓力

不要同時使用2種會發出大音量的家電！

相信有不少人會鬱悶地覺得：「做家事真的好麻煩」。不過，這種鬱悶的心情，很可能是「家電噪音壓力」所造成。廚房的家事正是最好的例子。你是否曾經在啟動洗碗機的情況下，同時在流理台清洗鍋具呢？

自來水撞擊洗碗槽的聲音，其實是出乎意料的吵雜。如果是材質較薄的不鏽鋼洗碗槽，發出的音量就更嚇人了。當我們在清洗鍋具的同時啟動洗碗機，廚房的環境噪音很容易就高於八十五分貝[1]。

在這樣的環境下置身十五分鐘，鐙骨肌當然會顯得疲累不已。再加上自己聽不到家人在客廳開心聊天與電視的聲音，這種無法融入大家的感覺，會使人的壓力倍增。

在使用洗碗機或掃地機器等家電時，就暫時把工作交給機械，我們則是到外面散步或在其他房間做做體操。待在吵雜的環境，真的一點好處也沒有。

如果你是個想要馬上解決清洗鍋具問題的人，那建議你減少水流量，藉此降低自來水撞擊洗碗槽時所發出的噪音量。

這裡所談的重點，就是不同時做二種以上「會發出噪音的家事」。

我有一位患者，會在啟動掃地機器人之後，自己也拿著吸塵器到處清潔家中環境。當我建議她：「全都交給掃地機器人」之後，她的耳鳴問題竟然立即獲得改善。

在使用吸塵器時，請戴上耳塞保護耳朵吧！不然，把棉花搓圓再塞到耳朵裡也可以。畢竟保護耳朵不受大音量傷害，是相當重要的一件事。

1 任何家電運行時都會產生噪音，一般洗碗機的噪音都維持在四十分貝到五十分貝之間，比較差一點的可能會到五十分貝以上，而高階洗碗機則能夠把噪音降到四十分貝以內。

健走與莫札特樂曲間令人意外的共通點

聆聽名曲20分鐘，頭腦就會變好!?

在上一章當中，我提過「若想排出大腦的垃圾，一天至少走四千步，或者是每小時走二百五十～三百步也行」。有許多研究報告指出，真正那麼做的人，比較不容易罹患失智症。

我在東京工業大學從事研究時，對我照顧有加的小谷泰則老師曾經以學生為對象進行一項實驗。在那份研究中，發現慢跑或快跑後再進行學科測驗的得分，會比不運動就上場考試的時候還高。因此可證明，該論點也能在年輕人身上獲得印證。

活動雙腿時，腓腹肌（小腿的肌肉）的伸縮運動會發揮幫浦作用，讓大腦的血液循環變好。我認為，在血液順暢流經大腦的過程中，大腦裡的垃圾也會隨著向外排出。當堆積已久的垃圾排空後，大腦的性能就會變好，連帶著理解能力、分析能力和記憶力都能有所提升。因此，無論男女老幼，任何人都能透過走路這樣的運動，來提升大腦的活性。

其實，音樂也具備相同的作用。

在聆聽天才音樂家莫札特的樂曲約二十分鐘後，也會發生相同的現象。根據研究顯示，這項名為莫札特現象的效果雖然只能持續三十分鐘，但卻能有效提升記憶力。

對於不喜歡運動的人來說，不妨可以將莫札特的名曲設為鬧鈴，讓自己優雅地展開全新的一天。一篇樂章大約是十五分鐘，只要這一點時間就能充分活化大腦。

目前並沒有任何科學根據，能說明這個現象的原因。不過，很有可能是莫札特樂曲所產生的「1／f振動」對大腦產生刺激，因此才能增加大腦的血流量。有許多研究者更指出，韻律及伴隨聲音產生的振動也能對腦神經造成刺激，並可能因此活化大腦的血液循環。

「1/f振動」可以讓大腦變得有精神

置身在大自然之中並且仔細聆聽

「1/f振動」可以促進身心確實放鬆。

這是一種音波頻率迴盪下所產生的獨特韻律。所謂頻率，是指震動的次數。無論是聲音或光線，都有不同的頻率。除了音樂、波浪聲和潺潺流水聲之外，燭光的搖曳狀態也具備1/f振動。在仔細觀察海水漲潮與退潮的自然現象後，也可在其中發現1/f振動的存在。這是因為圍繞地球轉動的月亮公轉週期，也帶有相同的節奏。

在接觸1/f振動之後，大腦當中就會充滿著「α波」的腦波成分。α波出現時，能使人感到放鬆，而且記憶力也會大幅向上提升。因此，1/f振動能使大腦進入最佳狀態。

在日常生活當中，隨處都可以接觸到1/f振動。

例如，下雨天就是最佳的例子。遇到下雨時，請在家安靜聆聽雨聲吧！在滴滴答答的雨聲當中，其實就藏有許多1/f振動。有空的時候，請到戶外走走，到有清澈溪水的峽谷聆聽潺潺流水聲，或到海邊聆聽海浪聲。大自然當中隨處充滿著1/f振動。

另外，你也可以在茂密的森林與山間小徑中，找個安靜到「能聽見自己腳步聲」的地方，仔細聆聽風聲及鳥鳴聲。這些聲音也充滿著1/f振動。

近年來，市面上有人販售著含有1/f振動的環境音樂CD。沒有時間出門的人，不妨可以透過這些環境音樂來接觸1/f振動。

將日常生活故事化

利用「劇情」與「故事」來預防健忘

人的長相及名字，很容易消失在記憶當中。

每個人應該都有過這樣的經驗，那就是路上突然有人對自己喊：「好久不見！」可是自己卻想不起那個人是誰，或是記不得對方的名字。

對於這樣的問題，只要平時養成透過「劇情」與「故事」去記憶周遭事物的話，就能牢牢記住許多事情。

例如「到日式甜點店卻喝咖啡的小甜甜」、「把傘放在店裡，之後又跑回來拿傘的粗心鬼」、「說我看起來很年輕的娃娃臉」等等。

只要將簡單的劇情連結名字或綽號，幫記憶打造一個搜尋時所用的「入口」，我們就可以加深他人名字與長相的記憶，並且更容易去回想。

可愛的真皮包、紅色的平底鞋、不斷看著手機、遲到的人等等，只要多加幾個特徵，就能強化記憶。

當我們想記住一個人的時候，建議可以記憶幾件那個人所做過的事情，藉此將對方的訊息烙印在大腦的筆記本當中。當單一事件的相關訊息超過8個時，我們就會突然變得記不清楚，因此最理想的記憶劇情為「5～6個」。

若想把事情記得更清楚，最好的方式就是「故事化」。

舉例來說，不是只有記住「將旅途中買的伴手禮送給A」，而是像「吃完早餐並做好出門準備之後，到那家店與A見面，並且把旅途中所買的伴手禮送給A」這樣子，在地圖上標示出自己當天的行動，藉此在腦海中將當時的記憶「影像化」。

上述內容的重點，在於如何將「送伴手禮」這件事，巧妙地融入一連串的順序之中。換言之，只要先想像如何「抵達終點」，中途就不會再迷路了。

請馬上確認！

若你懷疑「家人可能罹患失智症」

一旦罹患失智症，痛苦的就不只是患者本人而已。真正承受龐大負荷的人，反而是照護患者的家人。

然而，你也有可能是「被照顧的那個患者」。

在照顧患者時不斷磨耗身心，造成自己在無形中受到傷害，當患者離世時，自己也罹患失智症了，其實這樣的悲劇相當常見。

因此，隨時注意自己的伴侶、兄弟姊妹、父母、公婆是否出現異常變化，是一件相當重要的事情。

在下一頁當中，有一份確認清單。當你認為家人出現異常，就可以透過清單確認他是否已經出現罹患失智症的警訊。

若符合其中3個項目，就代表可能罹患初期失智症。

若符合項目為5個以上，請儘早接受專業醫師診察。
只要及早應對，就能有效預防失智症的發生。

確認清單

- □ 經常在家找東西。
- □ 變得無法將房間整理乾淨。
- □ 聽過的內容馬上就忘記。
- □ 不再看原本喜歡的電視節目。
- □ 突然變得頑固。
- □ 變得易怒、心情不好。
- □ 變得愈來愈沒有表情。
- □ 不喜歡獨處。
- □ 服裝儀容變得邋遢。
- □ 變得愈來愈不喜歡外出。

與重聽或失智症患者相處的方式

「大聲說話」並不是一種好方法

不少人都會煩惱著，該如何跟罹患重聽或失智症的家人相處。在這邊，我將站在醫師的立場，傳授大家幾個訣竅。

首先，大聲和對方說話，並不是一種好方法。當我們大聲說話時，音調往往會變得單調無變化。光是缺乏「節奏或抑揚頓挫」，說話的內容就會變得難以理解。因此大又單調的聲音，並無法讓對方真正聽得清楚。

另外，大聲說話會給人一種「怒吼」的印象。這樣反而容易令對方不開心或覺得害怕。

與重聽或失智症患者說話時，確實需要用某程度的音量才行，但我認為更重要的是「慢慢說」這個動作。想像著自己是用肚子說話一般，像是「早安（吐氣～），起床了」、「晚安（吐氣～），睡覺吧」這樣一邊慢慢吐氣，同時在說話時加入一點點「間隔」的話，就能幫助對方把自己說的話聽得更清楚。

除此之外，面對面說話也很重要。光是能看見口型這件事，就能補足聽力衰退的部分。

近年來，在失智症患者的溝通治療上，名為確認療法（Validation Therapy）的方法備受矚目。該療法是透過具有同理心的溝通手法，來改善患者的症狀，許多照護現場都相當積極地應用。

四眼相交且溫和語調的溝通，在確認療法中是相當重要的訣竅。另外，像是「冷」、「會冷嗎？」這樣運用反覆相同的關鍵字，也是非常重要的溝通方式。

還有，「肢體接觸」的效果也相當顯著。例如，在說著「是呀，真的很傷腦筋呢！」這句話的同時，若是輕拍患者的肩膀，便能使對方感到安心。在聽覺與觸覺同時發揮作用的狀態下，患者的大腦也能受到刺激。無論是重聽或失智症，最重要的相處重點就是耐心及溫柔的肢體接觸。

無論幾歲大腦都是可以鍛鍊的

只要持續刺激大腦，智能就不會衰退

知名醫學期刊《刺胳針》（The Lancet）的報告中，曾經刊登過記載許多失智症風險項目的確認表。其中有個確認項目是「15歲之前是否接受過正規教育」。相信對於正在閱讀本書的讀者而言，如果被問到這個問題應該會覺得困惑吧。

也許有人會認為，衰老的大腦可能已經沒救了。

不過，請別擔心。無論活到幾歲，大腦都具備不會衰退的學習力。

如同艾賓浩斯遺忘曲線所顯示，人類原本就是健忘的動物。因此，記憶的重點在於「該如何有效率的記憶」和「該如何防止自己忘記」。

想讓大腦健康有活力，就要更重視耳朵。

人類的聽力在出生當下會達到最佳狀態。在那之後，聽力會逐年衰退。在過了40歲之後，人們就會變得難以百分之百複誦耳朵所接收的訊息。

聽力衰退導致無法聽得正確。換言之，我認為人們會覺得記憶變差，甚至是聽再多次也記不住的現象，其實是人們無法獲得正確的訊息所導致。

我們從外界獲取的訊息，絕大部分都是經由耳朵及雙眼而來。其中，耳朵占七成，而雙眼則是占三成。從比例來看，真的不能小覷耳朵的重要性。然而，現代人卻總是將「目光」鎖定在雙眼的問題上。

若是無法聽得正確，就會難以牢記在心，形成無法忘記的記憶。不僅如此，維持聽力所必須的毛細胞，一旦損壞就無法恢復原狀。

對於生存在人生百歲時代的我們來說，該如何保護耳朵，以及該如何百分百活用耳朵，都將是最重要的課題。

當耳朵與雙眼衰退，認知能力勢必會隨之衰退。如同使用老花眼鏡一般，當我們遇到聽不清楚或是對聲音過度敏感等問題時，不妨往前踏出一步，在能夠握手的距離下進行溝通，或是換個更容易聽清楚的位子坐，甚至是透過助聽器來聽清楚所有的聲音，在噪音環境下使用耳塞保護耳朵。能夠防止認知能力衰退的方法，就是這麼地多。無論活到幾歲大腦都能鍛鍊，端看如何使用自己的耳朵。

只要每天確實維持耳朵及大腦的健康，我們不僅能夠過著健康的生活，還能擁有幸福快樂的人生。

專欄④

縮短距離就能加倍聽清楚

覺得聽不清楚的時候，最簡單的解決方法就是「靠近」。

只要將彼此之間的距離減半，音量就能提高6分貝。

50公分比1公尺好，25公分比50公分更好。當雙方的距離越靠近，聲音就能聽得更清楚。

因此在走路的時候，千萬別像古代的日本夫婦一樣，老婆總是要走在丈夫後面約三步距離的地方。這樣不僅聲音聽不清楚，而且會因為看不到對方的臉而無法判斷口型。

在與同性友人相處時，建議能像女高中生一樣手勾著手。事實上，許多中高齡婦女都是那樣與朋友一起走路。

然而，若對方是異性的話，容易引起誤會，所以千萬別那麼做。這時候，就藉助萬能的聽力輔助工具——助聽器的力量吧！

結語

從耳朵進行的失智症因應對策及訓練法，各位覺得如何呢？

從今天就能展開的簡單訓練，到需要一些挑戰的進階訓練，在本書都彙集了許多有助於應對失智症問題的訓練法。建議各位可以挑選自己喜歡，或是目前身體狀態允許進行的訓練法，將其融入日常生活之中。

只要稍微用心，原本難以聽清楚或是聽不完整的問題就能獲得改善，如此一來就會覺得世界好像稍微改變了。

不斷持續下去，你的生活一定能夠慢慢地變得有趣。

首先，你會因為「和家人聊天好快樂」以及「和朋友有說有笑的真令人開心」而覺得生活充滿樂趣。

接下來，你會因為「搞清楚原本不懂的事」而感到喜悅，甚至會在好奇心與學習心的驅使下「想要學習更多事情」。

這種「進步的慾望」，最能對大腦產生刺激。

無論活到幾歲，這樣的刺激都是促使大腦成長的原動力。

最重要的是，別再把「自己老了」當藉口。如果你真的認為上了年紀之後，大腦就一定會衰退，那你的大腦就真的會停止不動了。

你或許無法阻止時間的流逝，造成自己頭髮變白，或是皺紋日漸增多。

不過，人生的歷練也會隨著年齡增長而變多。

勝負的關鍵，就在於如何充實自身的歷練。關於這一點「請務必堅持永不放棄」。要如何讓自己活得開心、要如何讓自己活得知性又充滿好奇心。

只要找到方法，人生的下半場絕對可以大放異彩。

幸福的變老——讓我們靠自己的努力，讓自己擁有那不是每個人都能享有的夢想吧！

那樣的你，甚至可以成為子孫們心目中的希望。

参考文献

『「耳の不調」が脳までダメにする』中川雅文（講談社）
『認知症　専門医が教える最新事情』伊東大介（講談社）
『耳の聞こえがよくなる！　3分トレーニング』中川雅文（ＰＨＰ研究所）
『聴かせるだけで子どもの「集中力」と「考える力」が同時に伸びるＣＤブック』
監修：中川雅文　音樂：植地雅哉（ＰＨＰ研究所）

國家圖書館出版品預行編目資料

鍛鍊聽力就能延緩失智症 ： 日本名醫教你最有效的聽力與大腦鍛鍊法，全面預防及改善健忘、重聽 / 中川雅文著；鄭世彬譯． ——初版——［新北市］：晶冠出版有限公司，2022.01
面；公分．——（養生館；50）
ISBN 978-626-95426-0-4（平裝）

1.耳科 2.健康法 3.聽力學 4.健腦法

416.812 110019173

養生館 50

鍛鍊聽力就能延緩失智症
——日本名醫教你最有效的聽力與大腦鍛鍊法，
全面預防及改善健忘、重聽

作　　者　中川雅文
譯　　者　鄭世彬
插　　圖　かたおか朋子
行政總編　方柏霖
副總編輯　林美玲
校　　對　謝函芳
封面設計　ivy_design
出版發行　晶冠出版有限公司
電　　話　02-7731-5558
傳　　真　02-2245-1479
E-mail　ace.reading@gmail.com
部 落 格　http://acereading.pixnet.net/blog
總 代 理　旭昇圖書有限公司
電　　話　02-2245-1480（代表號）
傳　　真　02-2245-1479
郵政劃撥　12935041 旭昇圖書有限公司
地　　址　新北市中和區中山路二段352號2樓
E-mail　s1686688@ms31.hinet.net
印　　製　福霖印刷有限公司
定　　價　新台幣280元
出版日期　2022年01月 初版一刷
ISBN-13　978-626-95426-0-4

旭昇悅讀網 http://ubooks.tw/